*Um livro iniciático*

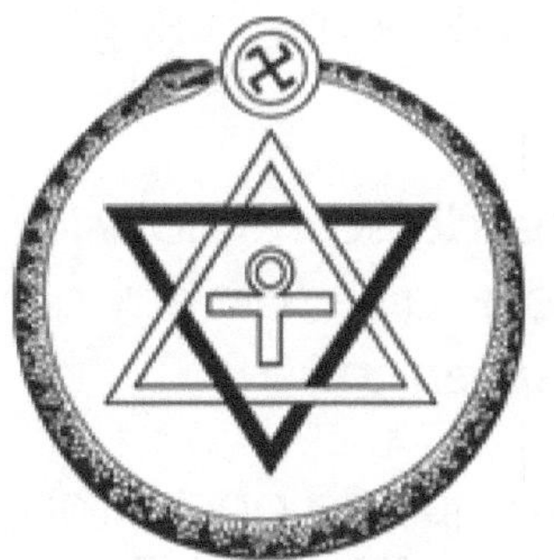

# O DESPERTAR DA MAGIA

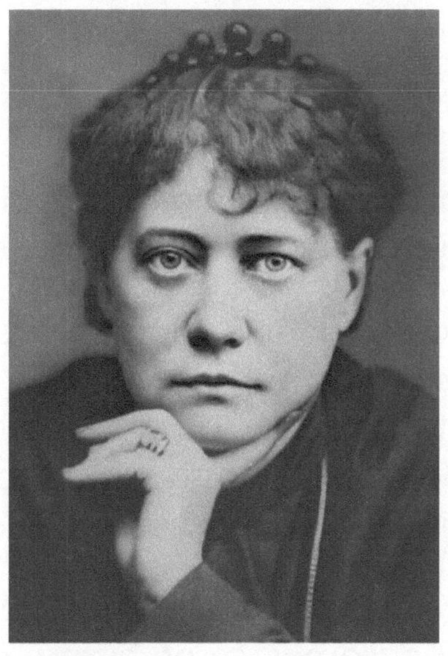

**Blavatsky** nos conta que:

Somos uma simbólica manifestação, física de algo além invisível aos olhos

Todas as coisas que acreditamos ser reais são meras ilusões criadas pelos nossos sentidos

Por tanto fazemos parte de uma consciência muito mais poderosa na qual somos simples espectro dessa emanação cósmica assim como um holograma refletindo nosso Νάρκισσος

Como fazemos parte dessa realidade não conseguimos ver além de nossa visão que acreditamos ser a verdadeira realidade, mas não se engane

Existem muito mais do que se pode imaginar

Abandonar o ego é o primeiro passo para alcançar tal esplendor, os principais iluminados na nossa história passaram por esse mesmo processo Buda, Jesus

A energia está a todo momento passando por nós a luz acessa mostra sua existência sem que você possa toca-la

Ondas invisíveis passam nesse momento por você e mesmo sem poder vê-las você sabe que elas estão lá quando alguem te liga no seu celular e você ouve a voz você consegue perceber que é possível transformar uma energia invisível em algo visível como voz e imagens ao nosso mundo

E é dessa forma que também somos ao contrário do que muitos pensam não somos seres humanos presos em uma alma e sim uma alma presa a um corpo quando você perceber tal esplendor, quando olhar para dentro de si e descobrir essa voz do silencio compreenderá a razão desse livro

Por enquanto talvez o leia inúmeras vezes onde poderá descobrir alguns ensinamentos alguns desses em forma literal

Energia com as mãos                    Despertar da Magia
outros de forma simbólica, porém sua total compreensão
aparecerá na forma oculta

Você iniciado é além disso que pensa, a busca da cura do corpo é também da alma.

Seu corpo é seu tempo reflexo do divino

É possível abrir portais e promover saúde

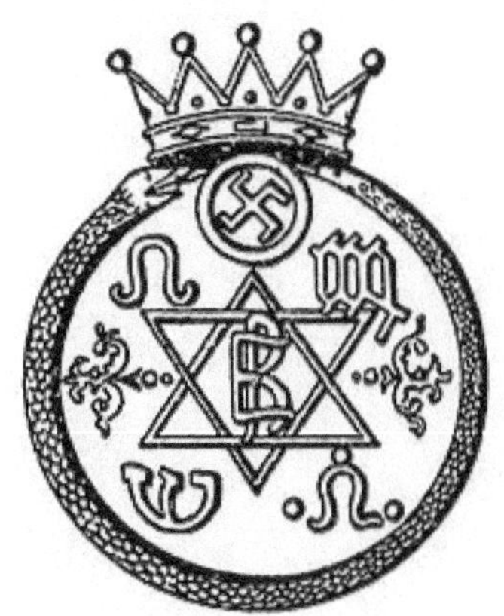

Fiz apenas um ramalhete de flores do Oriente, e não acrescentei nada meu senão o laço que as amarra. Algum dos meus amigos poderá dizer que não paguei todo o preço por esse laço?

*Helena Blavatsky, Ísis sem Véu, vol. I, p. 42*

Se chegou até aqui nesse livro é bem provável que você foi guiado misticamente a esse momento

O sonho é uma janela para o consciente, nunca desperdice sua essência.

*O que é o bem e o mal para o plano das ideias?*

*Sou Shiloh aquele vindo das estrelas*

*Como diria* **Asclépio** da Grécia, se você não quer viver ideias ruins não as alimentes no plano mental.

Não há como interromper uma doença se você não for até o plano sutil onde está sendo gerada, remédio não cura apenas remedia um problema se você deseja resolver mesmo vá direto a causa da situação

Para preservar os ignorantes de espirito, assim qualquer outro livro secreto,

Quando abrir a porta do seu recesso interior no abrigo da região mais silenciosa sua alma lá estará o pai mãe no seu secreto deslumbre o mesmo que não é reconhecido e visto por aqueles ainda cegos pelo irreal da matéria que pensa ser o real

O reino está dentro da prisão

possui os textos três níveis de leituras, o literal, o simbólico e o místico;

no primeiro encontrará de maneiras absurdas e irracional algumas explicações, no seguinte começara compreender o simbolizado descrito com outros olhos e por fim encontrará a chave para passar pela porta estreita da verdade

essas chaves não serão divulgadas diretamente o omitir proposital é necessário para uma seleção mais minuciosa pois cada qual tem seu tempo.

tudo é um hieróglifo do cosmo da manifestação interior para chegar ao êxito.

## A anatomia oculta do **Adam Kadmon**

*O ocultismo ensina que existe um universo inteiro dentro do corpo humano; que tem seus mundos, seus planos, seus deuses e deusas. Milhões de células diminutas são seus habitantes. Essas minúsculas criaturas são agrupadas em reinos, nações e raças e se tornam uma coisa composta de muitas partes. O Supremo*

*Governante e Deus deste grande mundo é a consciência no homem que diz "Eu sou". Essa consciência pega seu universo e se muda para outra cidade. Cada vez que ele sobe e desce na rua, leva consigo cem milhões de sistemas solares, mas por serem tão infinitesimais, o homem não consegue perceber que são realmente mundos.*

*Da mesma forma, somos células individuais no corpo de uma criação infinita que se lança através do infinito a uma velocidade desconhecida. Sóis, luas e estrelas são apenas ossos em um grande esqueleto composto de todas as substâncias do universo. Nossas próprias pequenas vidas são apenas parte dessa vida infinita pulsando e correndo pelas artérias e veias do espaço. "*

*- Manly P. Hall, The Occult Anatomy of Man, pg. 21*

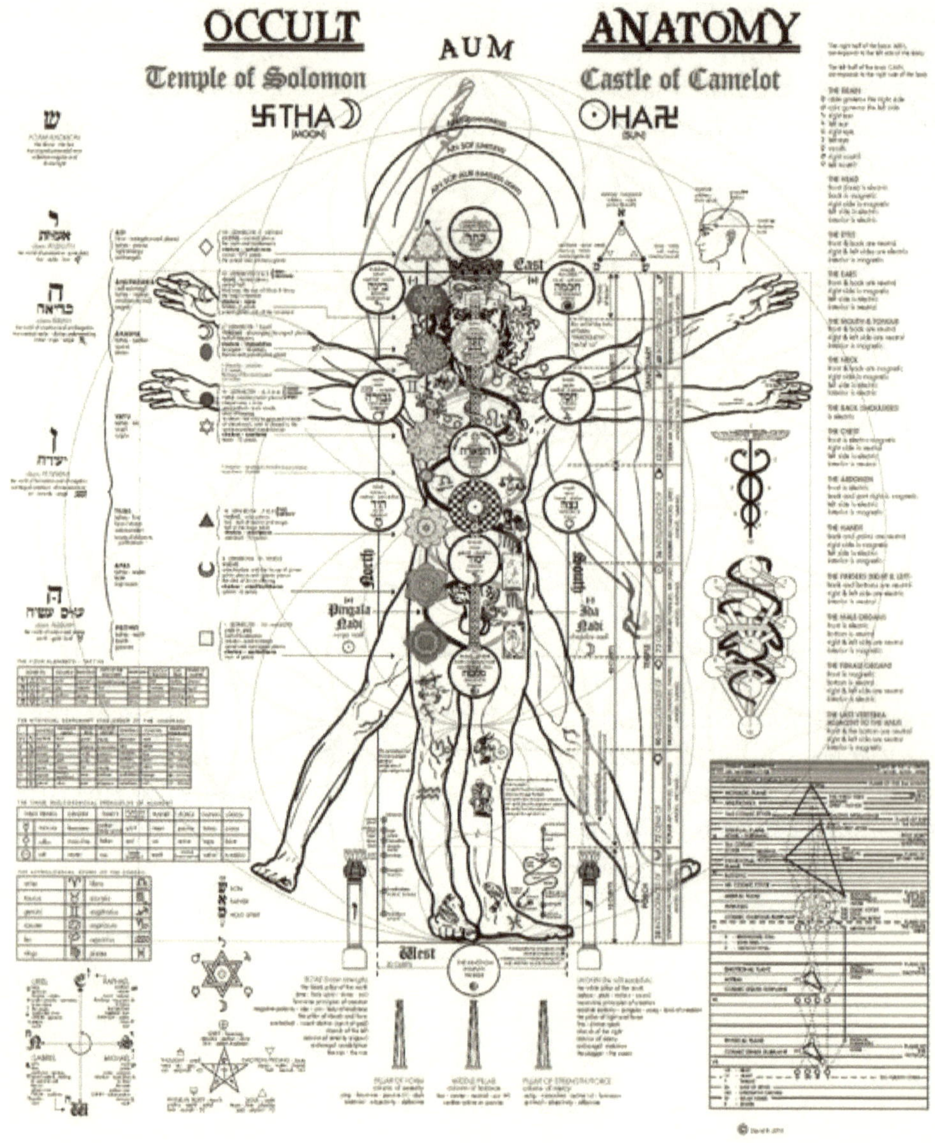

# SUMÁRIO

# O que são os chakras e para que servem?

Os chakras são áreas de energia do corpo que se estendem da base da coluna até o topo da cabeça. Existem sete chakras básicos, cada um com uma cor e símbolos correspondentes.

Existem 7 chakras, cada um deles influencia uma área específica do corpo e da vida; embora, para que possamos nos sentir totalmente bem e confortáveis com o que nos rodeia, é essencial que todos eles mantenham um equilíbrio perfeito

Quando aprendemos **como ativar os chakras** e o alcançamos, nasce uma sensação de bem-estar geral: onde nos sentimos totalmente em sintonia com o universo e ao permanecer nesse estado os 7 chakras se abrem para absorver toda a energia universal do amor.

Por outro lado, se um ou mais de nossos chakras estão bloqueados, todos os outros começam a funcionar mal e perdemos nosso equilíbrio interno, é importante saber **como ativar os chakras** .

*Que a luz alcance meus inimigos para que eles se preocupem em crescer mais e não se preocupar com meu crescimento*

## OS CHAKRAS MAIORES E A ÁREA DO CORPO QUE ELES ALIMENTAM

| CHAKRA | Nº DE PEQUENOS VORTICES | GLANDULA ENDOCRINA | AREA DO CORPO GOVERNADA |
|---|---|---|---|
| 7 - Coroa | 972 Branco-Violeta | Pineal | Cérebro superior. Olho direito |
| 6 - Cabeça | 96 Anil | Pituitária | Cérebro inferior. Olho esquerdo, Ouvidos, Nariz, Sistema nervoso |
| 5 - Garganta | 16 Azul | Tireoide | Aparelho brônquico e vocal. Pulmões, Canal alimentar |
| 4 - Coração | 12 Verde | Timo | Coração, Sangue, Nervo vago, Sistema circulatório |
| 3 - Plexo solar | 10 Amarelo | Pâncreas | Estômago, Fígado, Vesícula biliar, Sistema nervoso |
| 2 - Sacro | 8 Laranja | Gônada | Sistema reprodutor |
| 1 - Base | 4 Vermelho | Glândulas suprarrenais | Coluna vertebral, Rins |

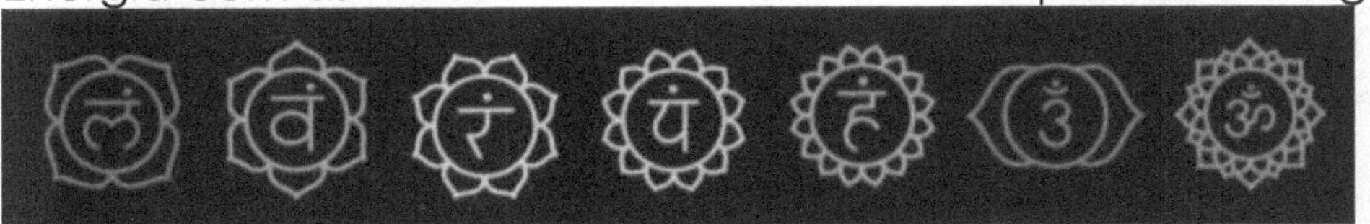

## Os 7 Chakras: Significado e Símbolos

Vamos falar sobre o papel que cada um desempenha em sua vida.

Discutiremos a localização e o objetivo de cada chakra, e também falaremos sobre os sintomas que você pode sentir quando estão equilibrados ou desequilibrados. Obviamente, cada discussão terminará com como curar e capacitar cada chakra.

## O que significam os 7 chakras?

1. O chakra Raiz
2. O Chakra Sacral
3. O Chakra do Pleno Solar
4. O Chakra do Coração
5. O Chakra da Garganta
6. O Chakra d Terceiro Olho
7. O Chakra da Coroa

## Que religião são os 7 chakras?

Alguns acreditam que os chakras são símbolos religiosos. Mas a verdade é que eles não pertencem a nenhuma religião em particular.

Dito isto, os chakras são apresentados no hinduísmo e no budismo tântrico.

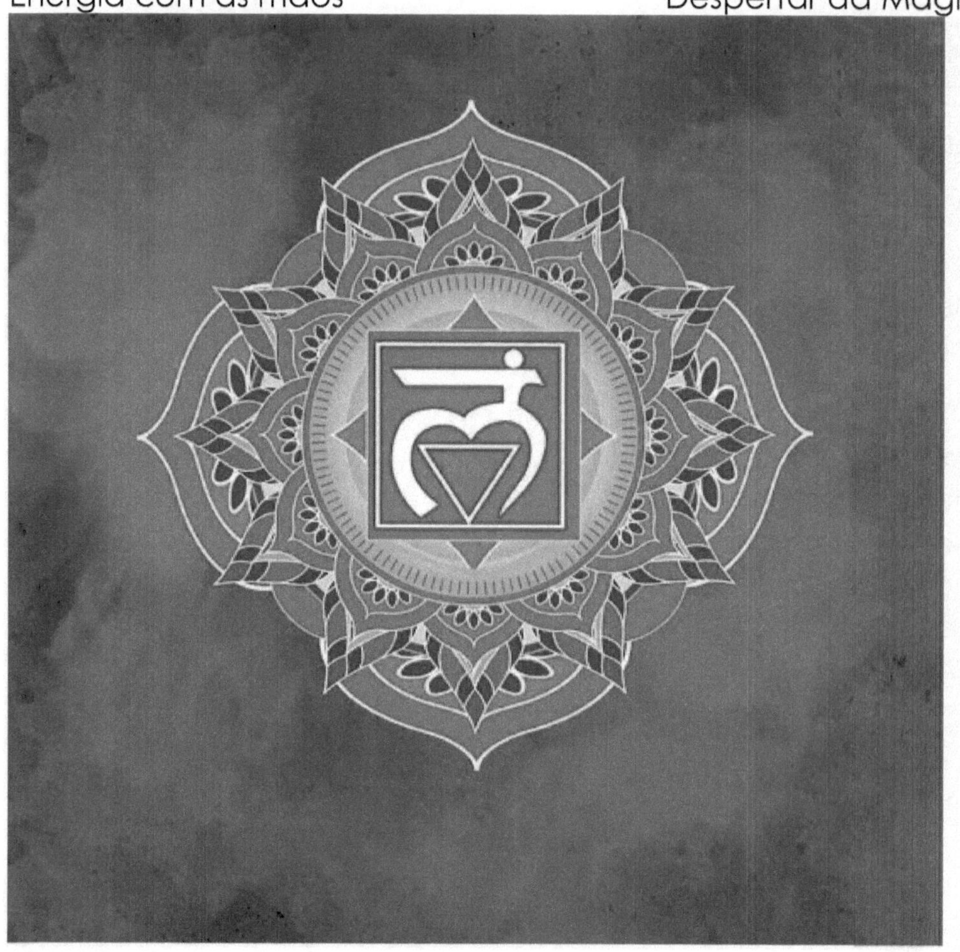

## O 1º chakra — Chakra Raiz — Muladhara

O nome oficial deste chakra, Muladhara, vem das palavras Mula, que significa **raiz** e Dhara, que significa **apoio**.

Portanto, **o papel deste chakra é conectar toda a sua energia com a Terra, que é chamada de aterramento.**

Quando você pensa em seu Chakra Raiz, pense em sua sobrevivência diária aqui na Terra. O papel deste centro de energia é fornecer tudo o que você precisa para sobreviver.

Para nós, na era moderna, isso normalmente se traduz em segurança financeira e emocional.

## Cor vermelha

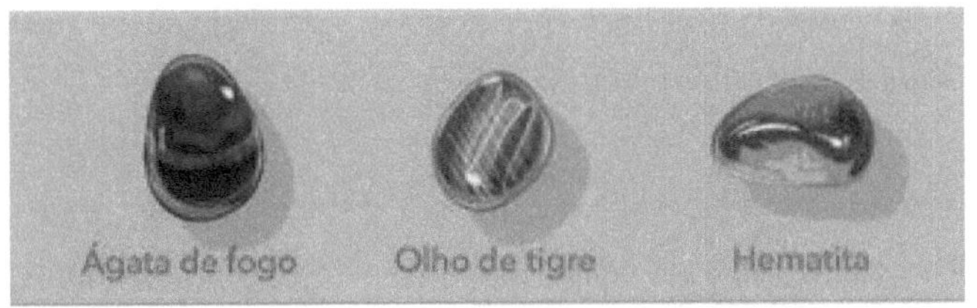


**Pedras do chakra da raiz:** pedra de sangue, olho de tigre, hematita, ágata de fogo, turmalina negra

Localização: Este chakra está localizado na base da coluna, perto do cóccix. Ele sobe um pouco abaixo do umbigo.

Como é *equilibrado*: Quando o seu 1º chakra estiver equilibrado, você sentirá uma sensação de realização e paz ao pensar em coisas como dinheiro, segurança e abrigo.

Você se sentirá conectado à sua experiência humana. Quando esse chakra está *hiperativo*: nosso chakra da raiz é muito usado, portanto, ter um chakra da raiz hiperativo é muito comum.

## Quando seu 1º chakra está hiperativo

Um chakra da raiz hiperativo causará ansiedade e nervosismo. Por quê? Bem, isso acontece porque o medo é baseado na necessidade de sobreviver. Esse é o papel do medo — nos manter vivos.

Portanto, **um chakra raiz hiperativo gritará mensagens de sobrevivência, mesmo quando não houver ameaça real.** Fisicamente, você pode ter problemas digestivos, problemas na região lombar, dor no quadril e cistos ovarianos em mulheres ou problemas de próstata em homens.

## Como equilibrar seu 1º chakra

Em termos práticos, é importante cuidar primeiro das suas necessidades de sobrevivência. E esse chakra lhe dá energia para fazer isso, então utilize essa energia da melhor maneira possível.

Acalme esse chakra, **concentrando-se na sua conexão com o espírito.** Dedique tempo todos os dias para nutrir sua alma orando, meditando ou se conectando aos guias espirituais.

O voluntariado e os atos de bondade e compaixão podem guiar a energia hiperativa do chakra da raiz para outros centros de energia do corpo.

## Quando o primeiro chakra é inativo

Se suas necessidades de sobrevivência geralmente foram atendidas, esse chakra pode não ter sido muito ativo ao longo de sua vida.

Se for esse o caso, **você pode experimentar devaneios frequentes, problemas para se concentrar ou simplesmente se sentir como se estivesse com a "cabeça nas nuvens".** As pessoas podem dizer que você parece "empolgado" ou "espaçoso".

Estes podem não parecer grandes problemas, mas ser equilibrado e conectado é importante.

## Energize seu 1º chakra

Se você se desconectar da existência material, seu primeiro chakra pode precisar ser acelerado.

Você pode fazer isso reconectando-se à terra estando fora da natureza. Jardinar, nadar ou até brincar nas folhas pode energizar seu chakra da raiz.

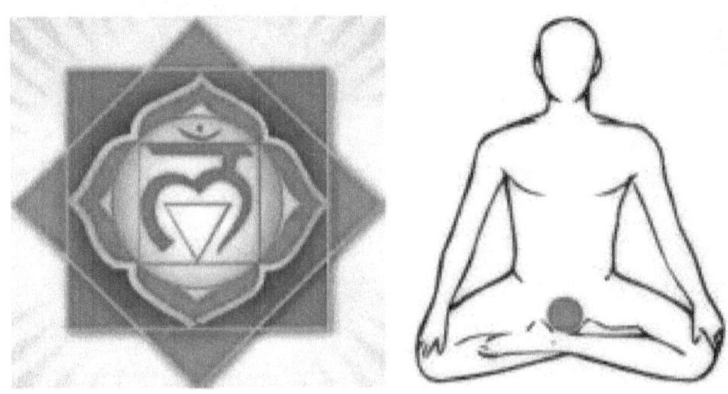

- **Exercícios físicos**: Uma forma de saber **como ativar os chakras** , neste caso o chacra raiz, é fazer exercícios aeróbicos, dançar, correr, andar descalço.

- **Exercícios emocionais**: Fazer exercícios emocionais que aumentem a sua autoconfiança: em relação à sua criança interior e em relação a si mesmo. Você também pode fazer aromaterapia, desta forma você pode desbloqueá-la, ajudando a superar o cansaço e a ficar mais ativa.

As principais consequências do mau funcionamento do chakra da raiz são timidez, sentimento de culpa, desenraizamento, medo de enfrentar a vida, desconfiança, distração, grande apego aos bens materiais, etc.

**Desbloqueie o chacra raiz:** "Sou um com tudo o que sou, tenho certeza de que sou amado". Seu mantra é LAM.

## O segundo chakra — Chakra Sacral — Svadhishana

O segundo chakra é o chakra sacral ou svadhishana, que se traduz no "lugar do eu".

Este chakra tem tudo a ver com sua identidade como humano e o que você faz com ele. Dos 7 chakras, esse chakra é responsável por trazer energia criativa para ajudar a enriquecer sua vida.

**Seu chakra sacral é o lar da energia criativa da força vital**

**que ajuda você a aproveitar sua vida aqui na Terra.**

É a energia que o motiva a desfrutar dos frutos do seu trabalho, incluindo a realização de atividades prazerosas como sexo e intimidade.

**Cor: Laranja**

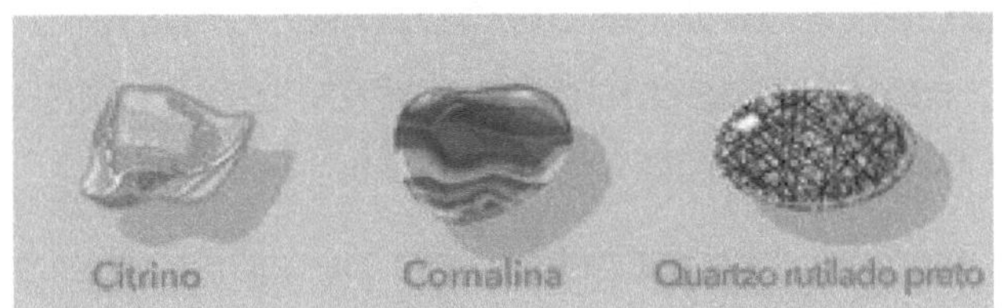


**Pedras do Chacra Sacral:**  Citrino, Carnelian, Moonstone, Coral

Localização: O chakra sacral está localizado logo abaixo do umbigo e se estende até o centro.

Como é *equilibrado*: Quando seu segundo chakra está equilibrado, você aprecia as coisas agradáveis que a vida tem a oferecer, sem exagerar.

Sexo, boa comida e atividades criativas serão inspiradoras e divertidas, e você terá uma sensação de bem-estar e abundância com elas.

## Quando este chakra está hiperativo

O chakra sacral é frequentemente hiperativo quando enfrentamos coisas como vício e gula. O prazer é uma coisa boa, e você nunca deve se sentir culpado por apreciar as coisas boas que a vida tem a oferecer.

No entanto, se você estiver gostando de coisas que não são nutritivas para sua alma ou saudáveis para você, **então seu chakra sacral provavelmente estará desequilibrado.**

Os sintomas incluem dependência, obesidade, desequilíbrios hormonais e inquietação.

## Como equilibrar seu segundo chakra

Para equilibrar o seu segundo chakra, é útil afastar a energia do prazer e entrar no seu coração.

Você pode fazer isso fazendo uma pergunta simples antes de cada ação que você executar.

Pergunte a si mesmo: *"O que estou prestes a fazer é bom para mim? É saudável e nutritivo? Quais são os benefícios da ação que estou prestes a tomar?"*

Dedicar um tempo para avaliar se suas ações são saudáveis é uma ótima maneira de extrair energia deste chakra.

## Quando este chakra está inativo

**Se você passou muito tempo concentrando-se em coisas muito práticas, sem aproveitar os frutos do seu trabalho, seu chakra sacral pode ficar subativo.** Os sintomas incluem depressão, impotência, diminuição do desejo sexual e falta de paixão e criatividade.

## Como energizar seu segundo chakra

Energizar seu segundo chakra é divertido. Em termos simples — aproveite a vida! Crie uma obra de arte. Coma um lanche saudável e agradável. Faça amor com seu parceiro.

Reserve um tempo para si mesmo e desfrute dos presentes incríveis que a Terra tem para lhe oferecer.

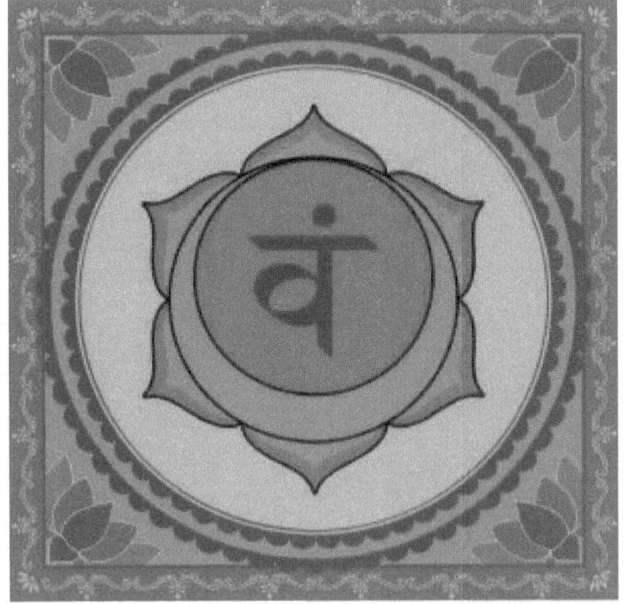

- ***Exercícios físicos***: Qualquer tipo de exercício que envolva girar e / ou mover os quadris, por exemplo: dança do ventre, danças como salsa ou merengue, etc. Também é uma boa ideia frequentar natação, duchas, banhos ou jacuzzis, exercícios relacionados ao movimento e rotação dos quadris, parar de reprimir emoções, etc.

- ***Exercícios emocionais***: Se sentir que o seu sacro está bloqueado, é importante que comece por se reconciliar com as suas emoções: não precisa de as reprimir. Toda essa energia precisa deixar seu corpo e isso prejudica seu equilíbrio interno. Encontre uma maneira de expressar tudo o que você sente.

**Desbloqueie o chakra sacro:** "Eu me amo, honro a mim mesmo hoje e por toda a minha vida." Seu mantra é MAM.

## O terceiro chakra — Plexo Solar — Manipura

O terceiro chakra é o plexo solar ou Manipura, que se traduz em "joia lustrosa". Esse chakra é onde nascem sua autoconfiança, identidade e poder pessoal.

Você já esteve em uma situação que sabia que não era adequada para você? Onde você sentiu essas pistas em seu corpo?

A maioria das pessoas diz que sente esse tipo de sinal em seu "intestino".

Na realidade, esta é a sede do seu poder pessoal, do seu plexo solar, e **você pode sentir fisicamente essa confiança e sabedoria em sua localização.**

## Cor amarela

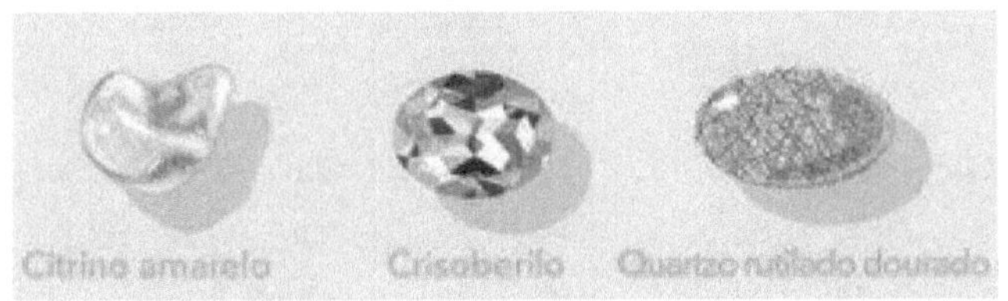



**Pedras de chakra do plexo solar:** malaquita, calcita, citrino, topázio

Localização: O plexo solar começa no centro do umbigo e se estende até o esterno ou onde seus dois conjuntos de costelas se conectam no centro do peito.

Como é *equilibrado*: **Quando o seu terceiro chakra estiver equilibrado, você sentirá um senso de sabedoria, determinação e poder pessoal.**

Muitos chamam esse chakra de chakra do guerreiro, pois o sentimento que você obtém dele é comparável a um guerreiro sábio que entra em batalha.

Ele tem confiança para vencer e sabedoria para conhecer a verdade pessoal pela qual está lutando.

# Quando este chakra está hiperativo

O chakra do plexo solar se torna hiperativo quando o poder que temos sobre nossas próprias vidas se estende às vidas de outros. **Quando esse chakra está muito energizado, você pode sentir-se rápido em se enfurecer, na necessidade de controlar e microgerenciar, na ganância e na falta de compaixão ou empatia.**

Você pode sofrer de problemas digestivos ou até desequilíbrios nos órgãos internos, como apêndice, pâncreas, fígado e rins.

# Como equilibrar seu terceiro chakra

Para equilibrar o seu terceiro chakra, pratique a abertura do seu coração com amor e compaixão. Medite em enviar amor e bondade do seu coração para todos os que estão ao seu redor. Volte a focar o poder que você tem e veja a si mesmo como um farol de amor.

# Quando este chakra está inativo

Quando nosso poder pessoal é tirado de nós por outra pessoa ou por circunstâncias atenuantes, podemos ficar com falta de energia em nosso terceiro chakra.

Se isso acontecer, você pode se sentir indeciso, inseguro, tímido e carente.

# Como energizar seu terceiro chakra

Para energizar seu plexo solar, pense nas coisas em que você sabe que é bom. Afinal, todo mundo tem talentos e habilidades.

Faça uma lista sua. Sinta como a confiança nesses talentos faz seu estômago formigar e vibrar. Capacite esse sentimento criando suas próprias afirmações pessoais.

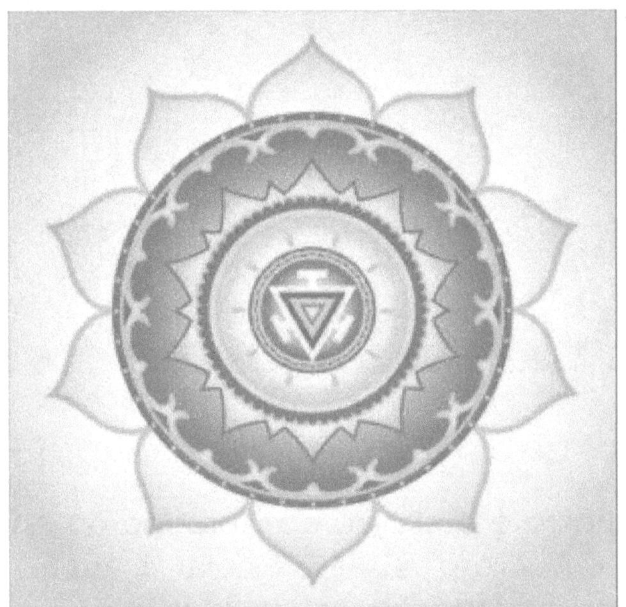

- *Exercícios físicos* : Para saber **como ativar os chakras** , neste caso o Plexo Solar, correr é um excelente exercício. Também serve para aliviar a tensão e fazer catarse: seja com um travesseiro ou algum objeto que lhe pareça conveniente, com as mãos ou os pés, bata na cama liberando toda a sua raiva quando achar necessário.

- *Exercícios emocionais*: Restabeleça rotinas e mude hábitos.

**Desbloquear chakra do plexo solar (MANIPURA)** : "Eu sou um criador poderoso em minha realidade e sou apaixonado por isso." Seu mantra é RAM.

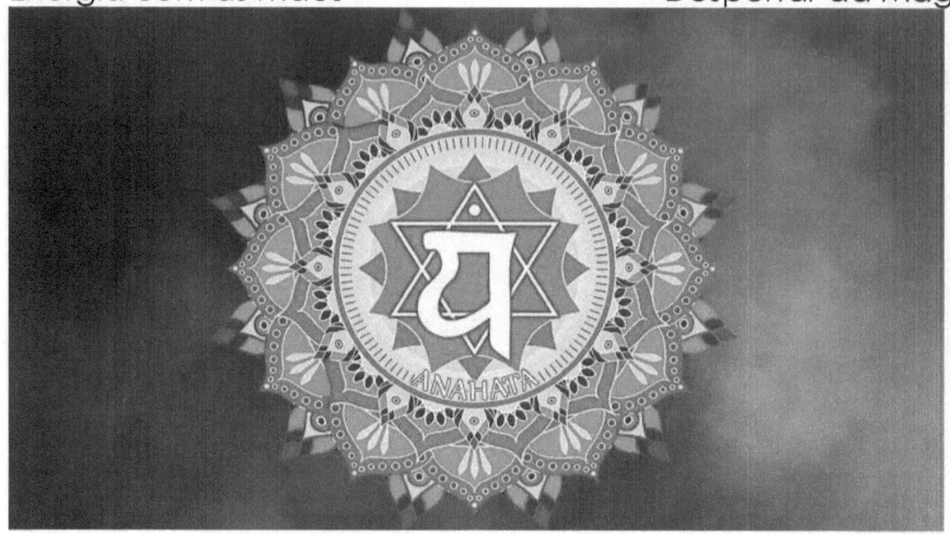

## O quarto chakra — Coração — Anahata

O quarto chakra é o chakra do Coração ou Anahata , que se traduz em "ileso". **Esse chakra é onde seu amor, compaixão e bondade são fortalecidos.**

Não é difícil entender esse chakra.

Todos nós associamos nossos corações ao amor, e é exatamente disso que trata o quarto chakra. E isso inclui amor pelos outros e amor por si mesmo, razão pela qual esse chakra também está associado à saúde e à cura.

**Cor verde**

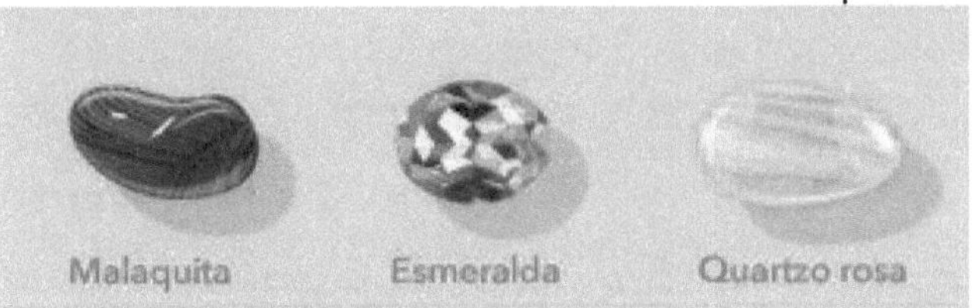


**Pedras do chakra do coração:** quartzo rosa, jade, calcita verde,

turmalina verde

Localização: O centro do chakra do coração está localizado logo acima do seu coração e irradia para o esterno e até a garganta. É o meio dos 7 chakras e está conectando os chakras superiores (o céu) com os chakras inferiores (o mundo físico).

Como é *equilibrado*: Quando o seu quarto chakra está equilibrado, **você também pode sentir amor por si e pelos outros**. Mesmo quando coisas difíceis acontecem, você ainda pode ver a compaixão e a bondade nos outros.

## Quando este chakra está hiperativo

Quando o chakra do coração se torna hiperativo, **perdemos nossos limites pessoais e começamos a fazer escolhas prejudiciais, tudo em nome do amor.**

É importante tratar-se com a mesma compaixão e bondade que você dá aos outros, mas quando o chakra do coração está hiperativo, você pode se encontrar sempre colocando as necessidades dos outros antes das suas.

Os sintomas incluem frequência cardíaca acelerada, palpitações, azia e problemas de relacionamento interpessoal.

## Como equilibrar seu quarto chakra

Equilibrar o seu quarto chakra significa levar o amor que você deu aos outros e concentrar um pouco dele em si mesmo. E você pode fazer isso fazendo uma coisa todos os dias, apenas para você:

- Tome um banho relaxante
- Mime-se com uma massagem
- Medite em enviar compaixão para si mesmo

## Quando este chakra está inativo

Muitas pessoas têm um quarto chakra sub ativo. A vida pode nos causar muitas mágoas como uma maneira de nos ensinar lições sobre nós mesmos e o mundo ao nosso redor. Mas, pode ser difícil não levar essas lições pessoalmente.

Quando o chakra do coração está sub ativo, você sentirá que é difícil chegar muito perto de alguém.

É como construir um muro ao redor do seu coração e não deixar ninguém entrar. Fisicamente, você pode se sentir fora de contato com o corpo e sofrer de problemas de circulação.

## Como energizar seu quarto chakra

**Energizar o chakra do coração pode exigir muito trabalho.** Muitos de nós trabalhamos duro para construir nossos muros e defesas, e nem sempre é fácil derrubá-los. Mas começa com o amor a si mesmo.

Mostre apreço por si mesmo e dê a si mesmo o amor que deseja que os outros lhe dêem. Depois, espalhe essa compaixão pelas pessoas ao seu redor.

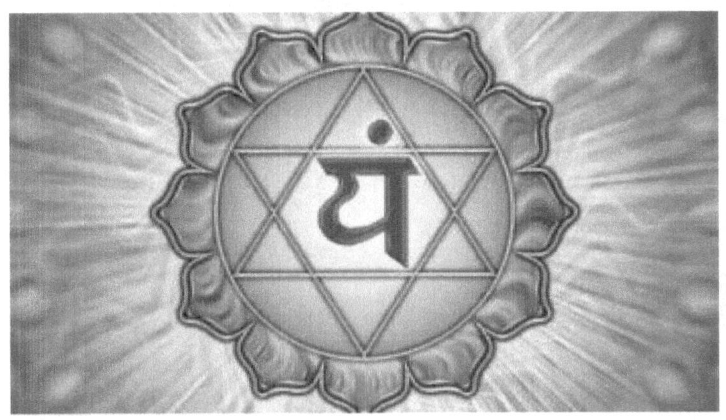

- ***Exercícios físicos***: **os *exercícios*** respiratórios são essenciais. Comece com uma respiração nasal começando com seu abdômen, tórax e clavículas; em seguida, expire todo o ar pelo nariz lentamente, na mesma ordem.

- ***Exercícios emocionais***: Ajude alguém todos os dias, seja legal com uma pessoa de quem você não gosta, pequenas ações podem ser poderosas.

**Desbloqueie o chacra cardíaco (ANAHATA):** "Eu sou amor e aceitação incondicional." Seu mantra é IAM.

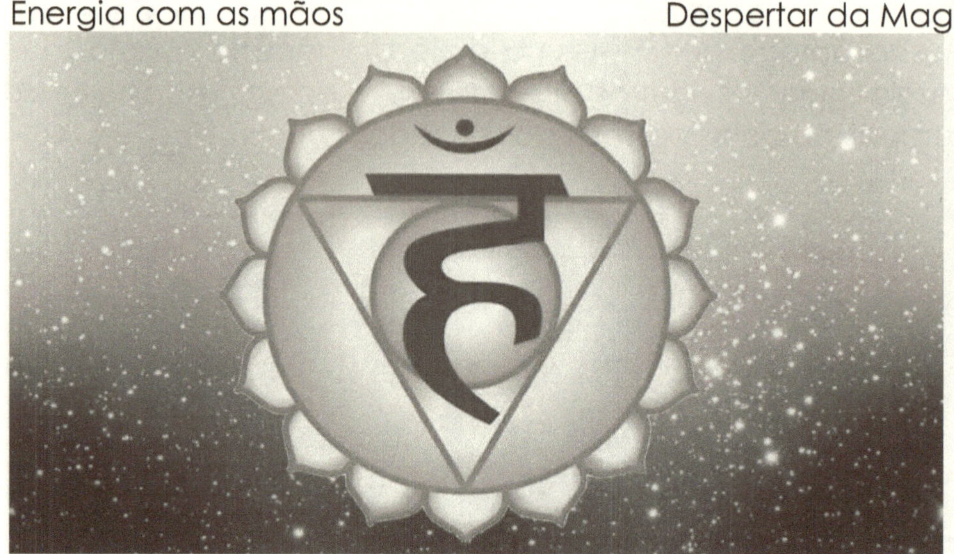

## O quinto chakra — Garganta — Vishuddha

O quinto chakra é o chakra da garganta ou Vishuddha, que se traduz em "muito puro".

Este chakra dá voz às suas verdades pessoais.

**Então, de onde vem sua voz? O que fornece a energia para você falar?**

No nível físico, é claro, a resposta é a garganta, mas no nível energético, essa energia realmente vem do seu quinto chakra. Este chakra permite que você fale sua verdade com clareza.

Descansando bem acima do coração, o chakra da garganta está conectado à compaixão e ao amor que você tem por si e pelos outros.

## Cor azul

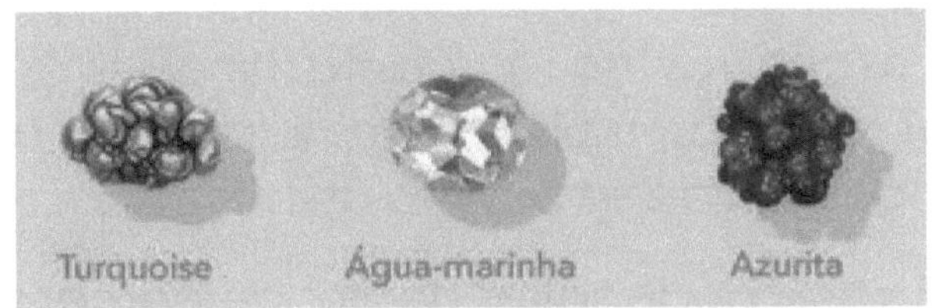



**Pedras do chacra da garganta:** lápis-lazúli, turquesa, água-marinha

Localização: O centro do chakra da garganta fica bem entre a clavícula e irradia para o centro do coração e até o centro dos olhos.

Como é *equilibrado*: **Quando o chakra da garganta estiver equilibrado, você será capaz de falar claramente com amor, bondade e verdade.**

De fato, você saberá exatamente quais palavras são apropriadas para cada situação. E falar com um chakra da garganta equilibrado iluminará e inspirará as pessoas ao seu redor.

## Quando este chakra está hiperativo

Nosso quinto chakra se torna hiperativo quando passamos muito tempo tentando fazer nossa voz ser ouvida.

Se você se sentiu frequentemente ignorado ou invalidado quando se expressou, pode ter tentado superar isso, dando a si mesmo uma voz mais alta.

Aqueles com chakras na garganta hiperativos geralmente interrompem os outros, muitas vezes lhes dizem que têm uma voz alta ou "gostam de se ouvir falar".

Fisicamente, você pode sofrer de dor de garganta, infecções frequentes, cáries ou úlceras na boca.

## Como equilibrar seu quinto chakra

Equilibrar seu quinto chakra é tão fácil quanto pensar antes de falar.

Tome do Buda, antes de dizer qualquer coisa, pergunte-se:

É VERDADE? ISSO É NECESSÁRIO? E É GENTIL?

## Quando este chakra está inativo

Às vezes, somos ignorados e invalidados tanto que reagimos da maneira oposta — fechamos nossas vozes e nunca falamos nossa verdade.

**Se você tem um chakra da garganta pouco ativo, provavelmente foi chamado de tímido ou quieto.** E você pode se sentir incapaz de expressar suas emoções ou lutar por palavras quando tentar falar sua verdade.

Os sintomas físicos geralmente incluem problemas digestivos, porque a energia desviada do chakra da garganta

Energia com as mãos                    Despertar da Magia
geralmente acaba sendo "engolida" ou enviada ao terceiro
chakra.

## Como energizar seu quinto chakra

Fale a sua verdade!

Mesmo que ninguém esteja por perto para ouvi-lo, **pratique expressar suas emoções e verdades quando estiver sozinho.**

É muito comum pensar que só devemos falar quando alguém está por perto para ouvi-lo, mas se você estiver tentando energizar seu terceiro chakra, não importa se ele é recebido por qualquer outro ouvido que não o seu.

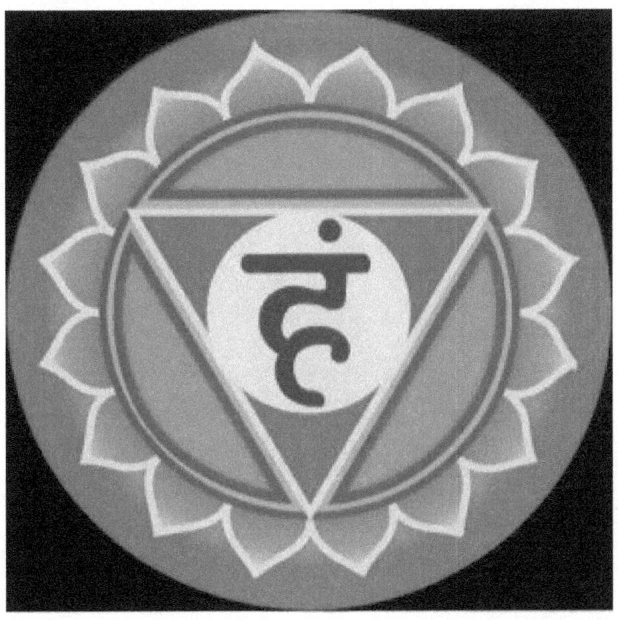

- ***Exercícios físicos***: vocalização e canto são necessários para desbloquear o chakra da garganta. Você pode ir para um lugar isolado e gritar com todas as suas forças até sentir que não tem mais nada para sair, dizendo mantras repetida e sistematicamente, etc.

Além disso, você pode realizar torções no pescoço.

**Destrave o Chacra da Garganta (VISUDDHA):** "Eu sou o carro da minha vida. O poder de escolha é meu. " Seu mantra é JAM.

As consequências do mau funcionamento do chacra laríngeo levam a problemas de voz, garganta, cordas vocais, comunicação, glândula tireoide e necessidade de falar muito sem parar ou medo de falar para evitar problemas.

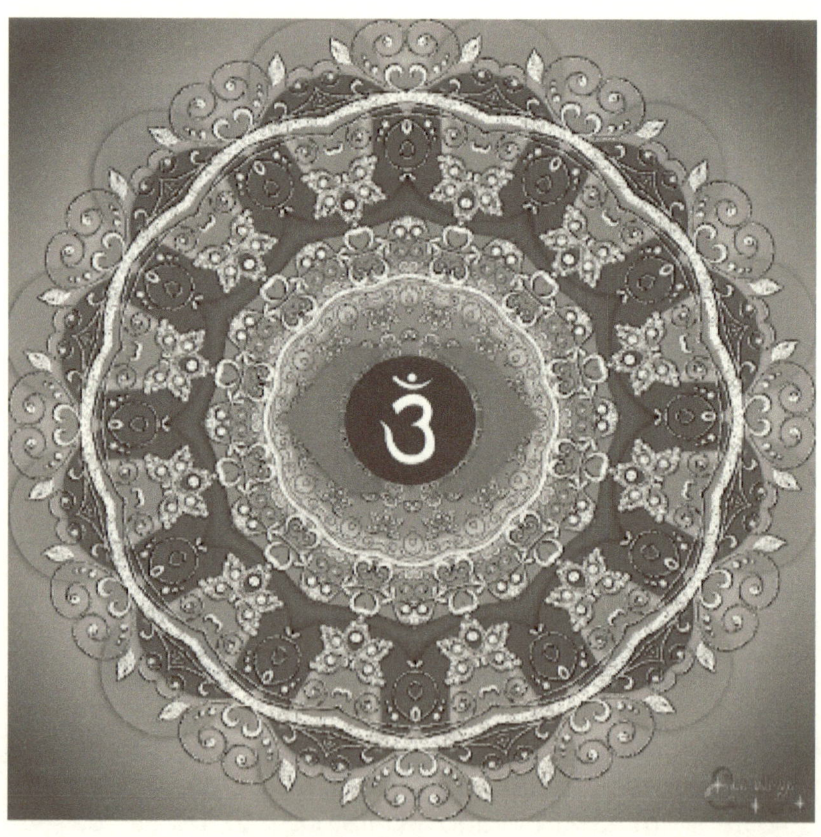

## O sexto chakra — O Terceiro Olho — Ajna

O sexto chakra é o Ajna do Terceiro Olho, que se traduz em "além da sabedoria". **Esse chakra abre sua mente para informações além do mundo material e dos 5 sentidos.**

Percepção extra-sensorial, intuição ou energia psíquica, todas vêm do terceiro olho.

Na verdade, existe uma pequena glândula em forma de pinha em seu cérebro que absorve a luz. Essa glândula, a glândula pineal, é responsável por ajudá-lo a se sentir acordado durante o dia e com sono à noite.

Muito antes da imagem cerebral, as culturas antigas sabiam que esse Terceiro Olho existia e também perceberam que ele recebia informações de fontes externas aos cinco sentidos.

**Cor: Índigo**

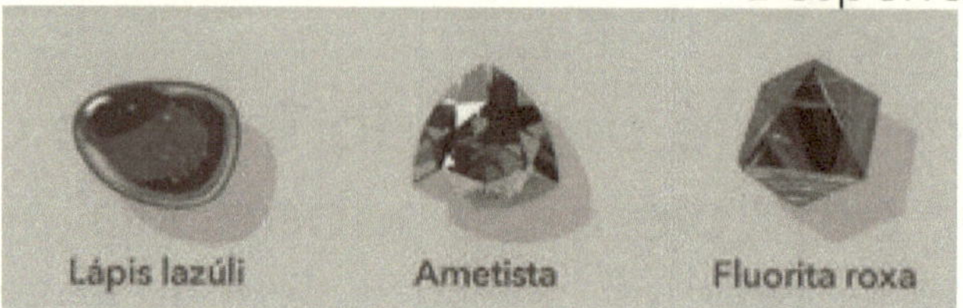


**Pedras de Chakra do Terceiro Olho:** Ametista, Fluorita Roxa,

Obsidiana Negra

Localização: O centro do terceiro olho está entre as sobrancelhas. Ele irradia para a boca e até o topo da cabeça.

Como é *equilibrado*: um terceiro olho equilibrado é uma coisa bonita, e é realmente o que você está tentando alcançar quando inicia um caminho para o desenvolvimento espiritual.

Quando seu **chakra do terceiro olho** estiver equilibrado, **você se sentirá igualmente em sintonia com o mundo físico e o mundo material.** Você receberá informações psíquicas com a mesma frequência que recebe informações dos seus 5 sentidos físicos, mas isso não irá sobrecarregá-lo.

# Quando este chakra está hiperativo

Se você comparar com todos os 7 chakras, é muito improvável que seu sexto chakra esteja hiperativo.

A maioria de nós está muito afinada com a realidade física e acha difícil receber informações fora dela.

Dito isto, **se você tem um terceiro olho hiperativo, provavelmente passa a maior parte do tempo envolvido em atividades psíquicas, como leituras de cartas de tarô, astrologia e experiências paranormais.**

Quando seu chakra do terceiro olho está hiperativo, essas atividades tornam-se irresistíveis e o distraem de uma experiência humana.

## Como equilibrar seu sexto chakra

Se você se sentir consumido por informações psíquicas, reserve um tempo para se lembrar de que é uma criatura da Terra.

Vá à praia e sinta a areia nos dedos dos pés. Cavar você está na sujeira em seu jardim. Conecte seu corpo à Terra e repita:

EU SOU UM SER HUMANO. EU SOU UMA PESSOA HUMANA.

## Quando este chakra está inativo

**A maioria das pessoas tem um sexto chakra subativo.**

Vivemos em um mundo que muitas vezes invalida o desenvolvimento intuitivo.

Por causa disso, fechamos nosso Terceiro Olho e ignoramos nossas próprias experiências psíquicas. Fazer isso pode fazer com que nos sintamos desconectados das experiências espirituais. Fisicamente, você pode sentir dores de cabeça ou ter problemas com alergias e seus seios.

## Como energizar seu sexto chakra

Energizar seu terceiro olho exigirá alguma prática. Você precisará dedicar algum tempo à meditação solitária e silenciosa. Inicialmente, acostume-se à sensação de focar nos sinais fora do seu corpo físico.

Escute seu espírito e reconheça como é isso. Ao praticar isso, você achará cada vez mais fácil se conectar à energia do seu Terceiro Olho.

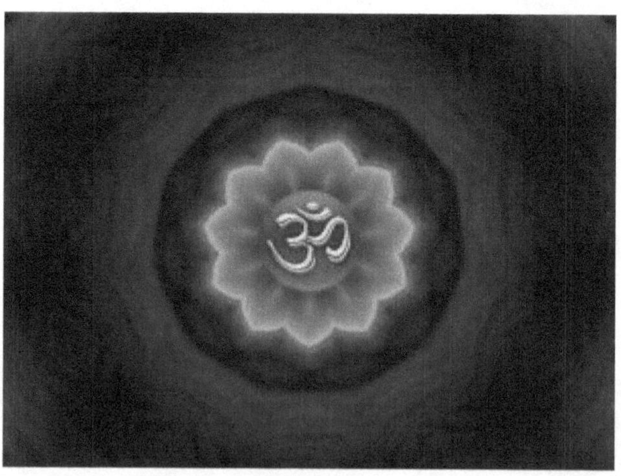

- **Exercícios físicos:** Massageie os olhos com as pálpebras fechadas e faça uma sobrancelha com a ponta dos dedos, é um bom exercício para desbloquear o Ajna.

- *Exercícios emocionais*: realize meditações guiadas ou visualize figuras geométricas. Massageie as têmporas e ao redor dos olhos de forma circular, massageie os olhos com as pálpebras fechadas usando as pontas dos dedos, etc.

**Desbloqueie o chakra do terceiro olho (AJNA)** "É seguro para mim ver a verdade." Seu mantra é OM.

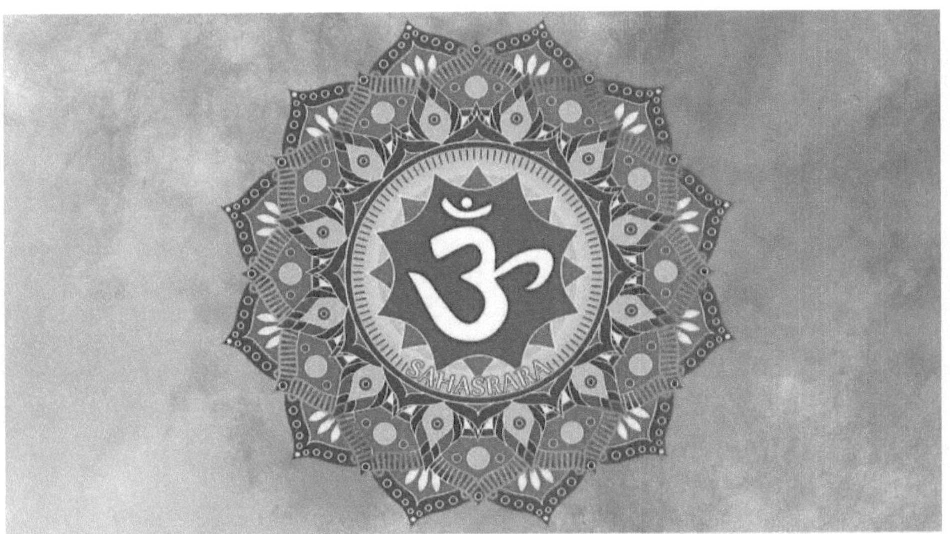

## O sétimo chakra — Coroa — Sahaswara

O sétimo chakra é a coroa ou Sahaswara , que se traduz em "mil pétalas". Esse chakra é pura energia da consciência.

O chakra da coroa é uma daquelas energias difíceis de explicar.

Você pode pensar nisso como magnetismo.

Quando você prende um pedaço de metal a um ímã, pode sentir a energia e a tensão, mas não o vê. A energia da

Energia com as mãos                    Despertar da Magia
consciência está em todo lugar e em tudo. Ele nos conecta
ao universo inteiro.

Nossa consciência pessoal está localizada no sétimo chakra, mas é realmente mais como a semente de uma energia universal do que algo pessoal ou individual.

**Cor: Violeta — branco**

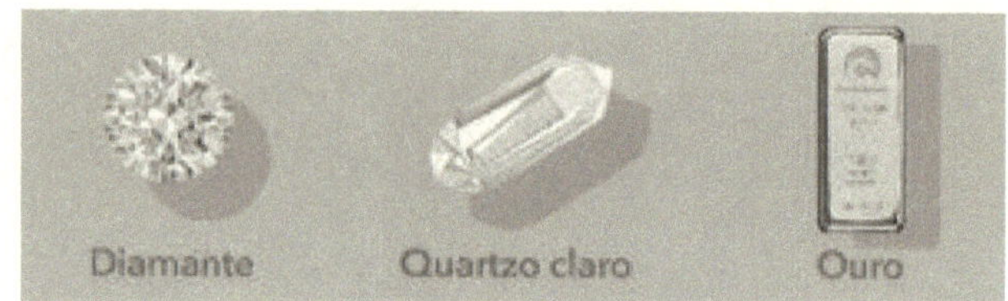


**Pedras do chakra da coroa:** selenita, quartzo claro, ametista, diamante

Localização: O centro do chakra da coroa está no topo da sua cabeça. Ele irradia entre seus olhos e depois se estende infinitamente para cima e para fora, conectando você à energia do resto do universo.

Como é *equilibrado*: alcançar um chakra da coroa equilibrado é o objetivo de todo guerreiro espiritual, e não é fácil de fazer. Você pode pensar nisso como o conceito budista de alcançar o nirvana.

Uma vez alcançado, você não é mais humano — você venceu o sofrimento e a morte.

Obviamente, é a jornada de tentar alcançar esse equilíbrio que nos traz felicidade, boa saúde e sabedoria. Tentar equilibrar seu sétimo chakra alinhará e equilibrará seus outros chakras.

## Quando este chakra está hiperativo

Não é possível ter um chakra coronário hiperativo.

Por ser a sede da energia universal, é inatamente infinita. Em outras palavras, você não pode existir no mundo material e ser dominado pela energia da consciência.

## Como equilibrar seu sétimo chakra

Como ninguém tem um chakra da coroa hiperativo, não há necessidade de considerar como acalmar a energia.

## Quando este chakra está inativo

Um sétimo chakra subativo significa que você é humano.

Parece exatamente como ser humano. Algumas pessoas podem estar mais perto de alcançá-lo, enquanto outras podem estar longe. De qualquer forma, praticar o desenvolvimento espiritual e equilibrar seus outros chakras o aproximará da experiência da energia da consciência em seu chakra da coroa.

## Como energizar seu sétimo chakra

Em vez de tentar abrir e ativar seu chakra da coroa, concentre-se em equilibrar os outros 6 chakras.

Medite e conecte-se com o espírito e equilibre essas atividades com viver e apreciar sua experiência humana.

Pense nisso como tentar ganhar uma medalha de ouro olímpica. Você não apenas tenta ganhar a medalha, mas também treina seu corpo e mente. A única maneira de alcançar um objetivo tão grande é se concentrar primeiro em objetivos pequenos e atingíveis.

### A energia

A Terra é um corpo magnético; de fato, como muitos cientistas o constataram, ela é um enorme ímã, como **Paracelso** afirmou há cerca de trezentos anos. A Terra está carregada com uma espécie de eletricidade – chamemo-la positiva – que ela produz continuamente por uma ação espontânea em seu interior ou centro de movimento. Os corpos humanos, assim como todas as outras formas de matéria, estão carregados com a forma oposta de eletricidade – negativa.

Assim também nós estamos em conexão com o cosmo somos parte dessa troca mutua de energia

Quando se aprende sobre tais planos energéticos é possível criar transformações

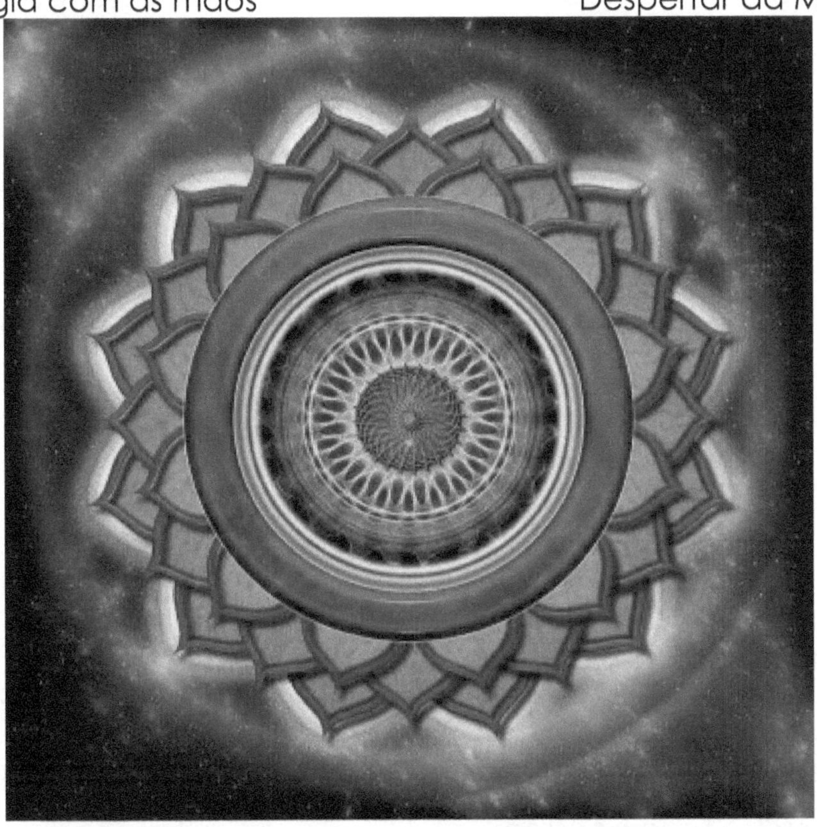

- ***Exercícios físicos***: Embora os sete chakras possam ser estimulados com ioga, este exercício é perfeito para ativar este último chacra, pois é a atividade física que mais nos conecta com a transcendência.

- ***Exercícios emocionais***: **Faça** qualquer tipo de oração e meditação. Você também pode manter sua mente em branco por pelo menos 20 minutos com a ajuda de um mantra e na posição sentada com as costas retas.

**Para o chacra coronário (SAHASRARA):** "Eu sou um com o momento presente." A meditação é silenciosa.

*Tudo é vivo na natureza*

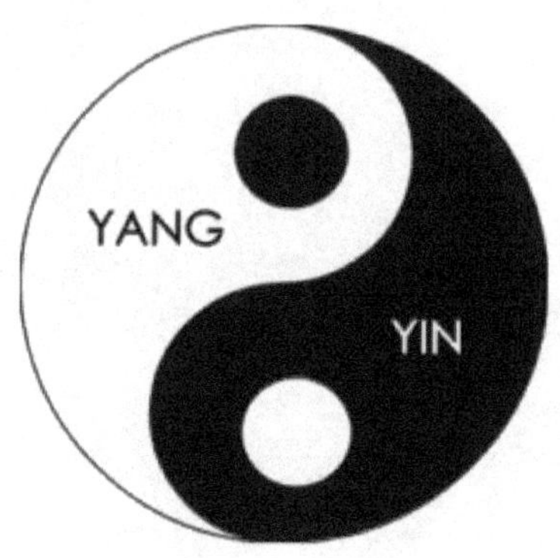


# O PODER DAS MUDRAS

**Mudras** são gestos que nos permitem sintonizar com frequências específicas de energia do Universo. Segundo Yoga e **Ayurveda**, a saúde plena é o resultado dessa sintonia em que o ser individual, o microcosmo, sincroniza-se com o Universo, o macrocosmo.

Essa sincronia é a base do equilíbrio e da cura. Assim, os **Mudras** são ferramentas poderosas para otimizar a saúde.

Quando colocamos as mãos em **Mudras**, elas atuam como antenas canalizando as energias de cura para todos os aspectos de nosso Ser.

Isso funciona porque nosso corpo é composto de 5 elementos: terra, água, fogo, ar e espaço.

Cada um destes elementos está relacionado com um de nossos sistemas fisiológicos, e também com certas qualidades.

Por exemplo: o elemento terra está relacionado com o sistema esquelético e possui as qualidades de força, estabilidade e firmeza.

Quando estes elementos estão presentes na quantidade adequada, a saúde estará presente.

Cada um dos dedos também está relacionado com um dos 5 elementos. O dedo mínimo representa a água, o anular a terra, o médio o espaço, o indicador o ar e o polegar o fogo.

As combinações dos dedos, assim como a posição deles (esticado, flexionado, etc.), permitem uma grande variedade de opções de conexão com as energias primordiais do Universo.

Há milhares de anos atrás, os sábios da Índia desvendaram os códigos secretos destas inúmeras combinações observando os efeitos e benefícios de cada **Mudra**.

Hoje, os **Mudras** representam um tesouro que permite que o microcosmo de nosso corpo se harmonize com os ritmos do universo para facilitar a saúde e a cura.

Comece a praticar os **mudras** de um a cinco minutos. Caso sinta qualquer desconforto, descontinue a prática e consulte um professor de Yoga experiente nesta área.

Energia com as mãos                    Despertar da Magia
Para você perceber a veracidade dessa força energética
que se propaga através das não e possa dar continuidade
nessa leitura desafio a fazer um simples teste


Cada Chacra é também um portal que pode ser aberto e
fechado sabendo usá-los corretamente


vamos fechar um dos portais Raiz do cão (chakra,
Muladhara) através do poder de suas mãos

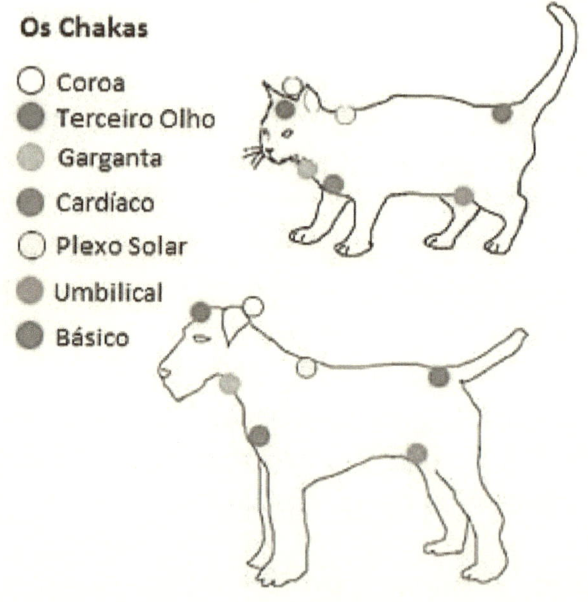


Se você possui um cachorro em sua propriedade e você
notar que ele vai defecar então olhe firme em sua direção e
apertando seus dois dedos mindinhos com a ajude deles
próprios o máximo que conseguir mentalize: que ele não irá
conseguir e veja o resultado

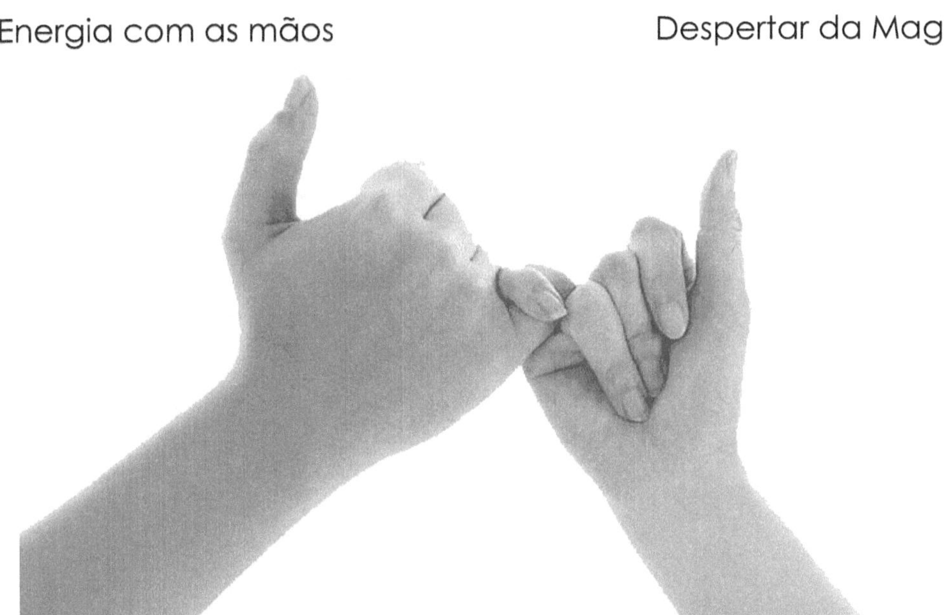

Caso sua conexão não esteja na mesma sintonia sugiro que utilize a ajuda de uma ou mais pessoas criando assim uma egrégora

Agora que você verificou o poder que dentro de sim vamos canalizar essa energia para que possa criar curas ao em vez de sensações desagradáveis não irei entrar nos detalhes em abrir portais cósmicos que possa levar a ensinamentos do ocultismo pois o intuito dessa obra e mostrar a arte medicinal que temos dentro de nós  o próprio jesus cristo utilizava das mãos para realizar suas curas é claro que em uma frequência muito mais elevada da que estaremos utilizando porem lembre-se que nada impede de você caro leitor em desenvolver tais  conhecimentos  e aprimorar ainda mais para curas mais fabulosas

Energia com as mãos                    Despertar da Magia

Não é à toa que o símbolo para crianças ficarem de bem uma com as outras em algumas tradições está ligada à o aterramento inconsciente e criar uma raiz mutua como se disserem uma as outras aqui selamos nossa amizade eternamente

Uma forma inocente de criar um **Siddhis**

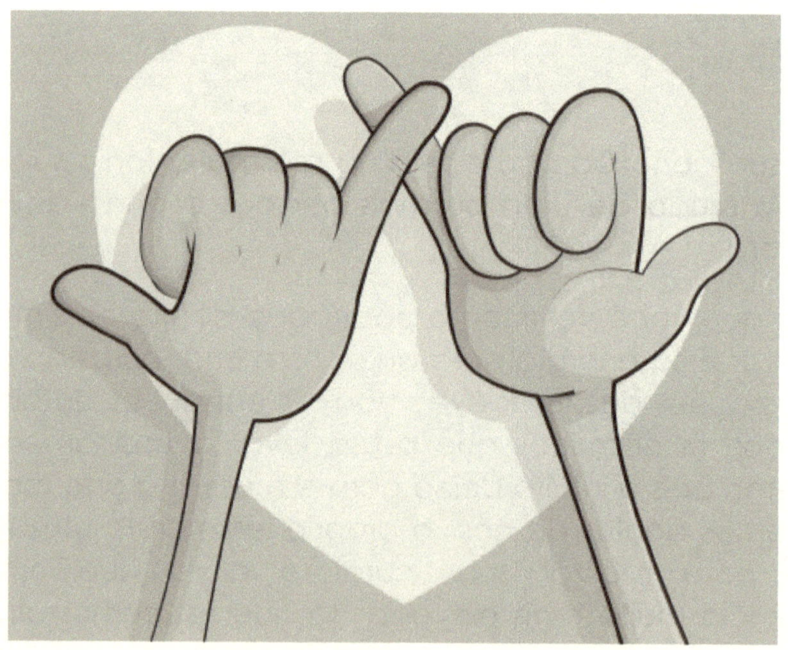

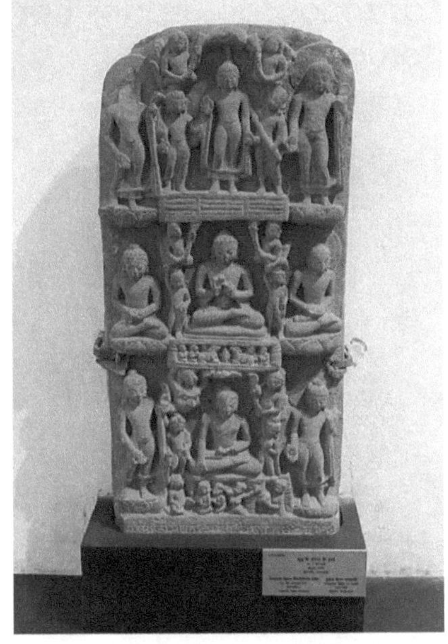

IMAGENS DE BUDA EM DIFERENTES MUDRAS.

*Buda dizia que cada homem e mulher são
arquitetos de sua própria cura e destino*

Notem que os Mudras são como selos e tais gestos cria um processo interno capaz de ligar seu micro cosmo com o macro cosmo tais símbolos são formas de uma oração universal

Siddhartha Gautama após alcançar a iluminação conhecido como Buda praticava tais rituais diários assim descrito em seitas esotéricas, encontradas principalmente no Tibete e no Japão, no qual Helena blavatsky teve contato a tais ensinamentos

Gestos esses com as mãos são usados por buda e é fácil vê-los em inclusive estatuas.

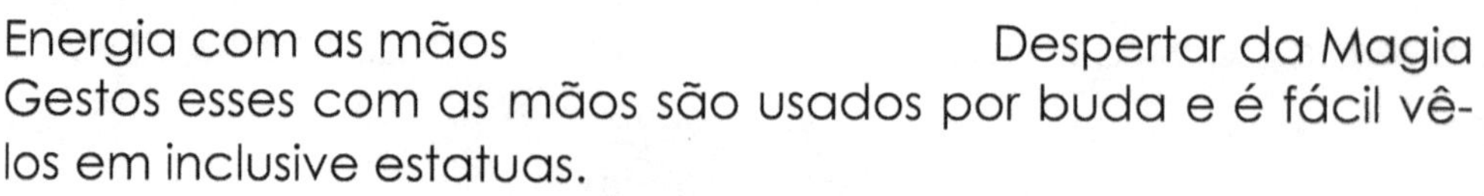

Além dos elementos, cada dedo também está associado a um **Chakra** (Centro de Energia do Corpo). Veja na tabela a baixo:

| Dedo | Chakra | Elemento |
| --- | --- | --- |
| **Polegar** | Solar | Fogo |
| **Indicador** | Cardíaco | Ar |
| **Médio** | Laríngeo | Espaço (éter) |
| **Anular** | Básico | Terra |
| **Minimo** | Sexual | Água |

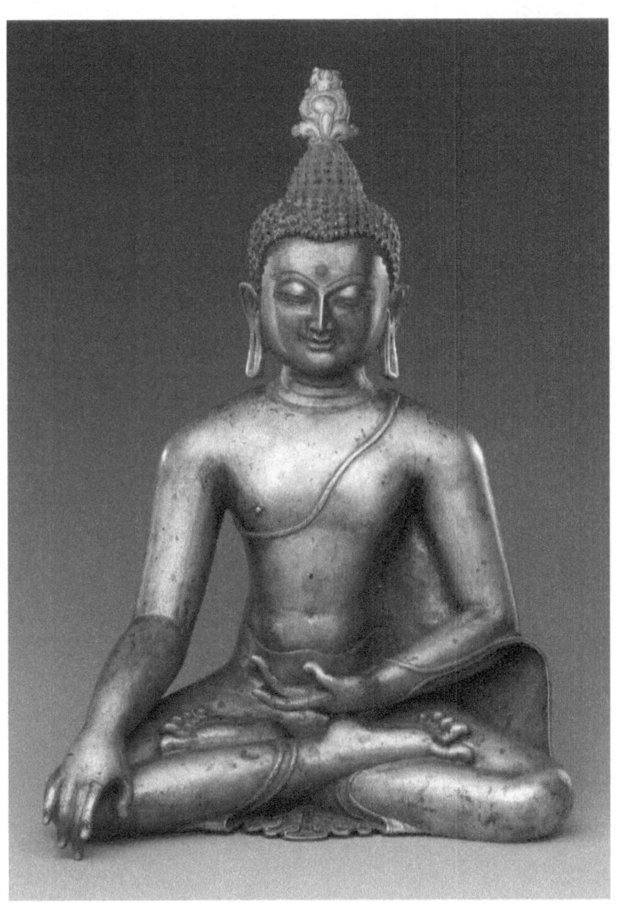

O gesto - palma esquerda no colo, voltada para cima, enquanto a mão direita repousa sobre o joelho direito, palma

Energia com as mãos                    Despertar da Magia
para baixo e dedos apontados para baixo - só é visto em estátuas sentadas. Ao contrário de muitos dos outros mudras - que são compartilhados entre Budas, bodhisattvas, sacerdotes e praticantes - na maioria das tradições, esta posição é exclusiva de **Shakyamuni**.

Shakyamuni usa esse mesmo gesto em várias iterações de sua história. À medida que se aproxima da iluminação, o demônio Mara tenta tirá-lo do curso, enviando mulheres para seduzi-lo e desviá-lo de sua meditação. Em uma versão, Shakyamuni responde apontando sua mão para o chão para invocar os deuses, que se levantam do solo para matar o exército de demônios de Mara. Em outro, tendo mantido sua concentração, Sakyamuni usa esse mesmo movimento para invocar a Terra para legitimá-lo como observador do trono de Bodhi.

---

*Assim como o que está em cima é como o que está embaixo*

**princípio da Correspondência** *da Lei hermética*

---

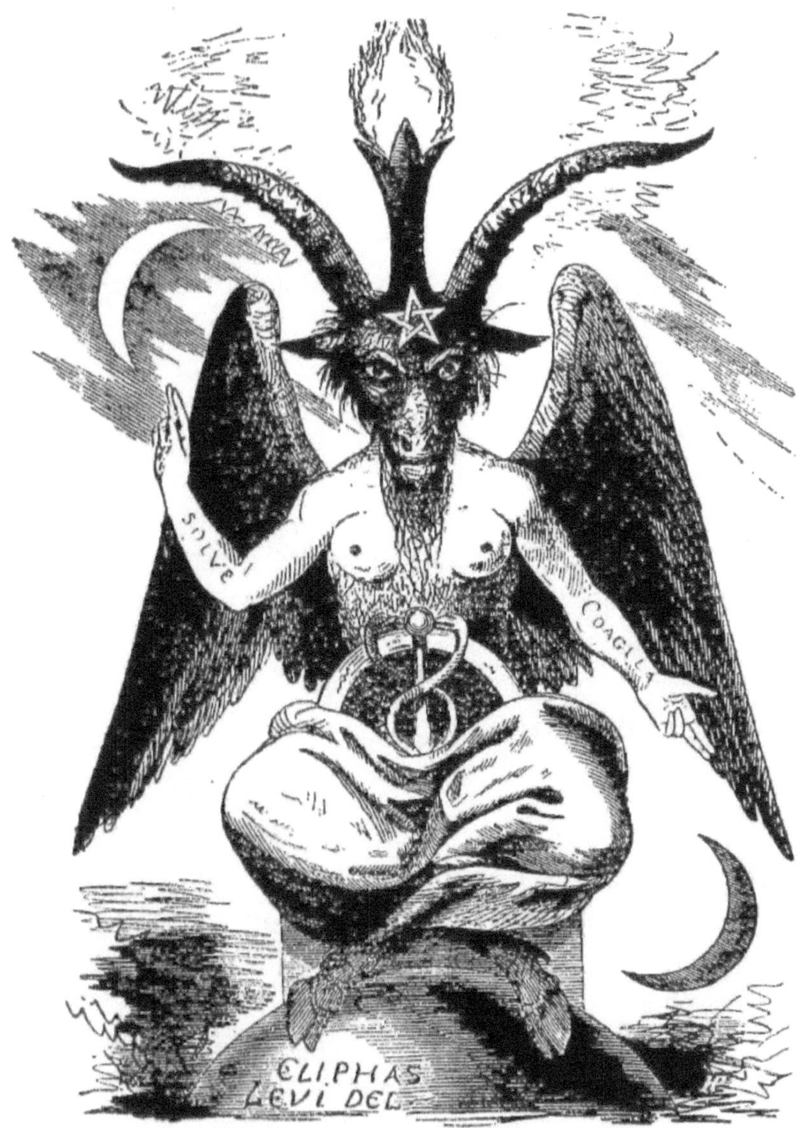

SOLVE
COAGULA
ELIPHAS
LEVI DEL
BAPHOMET

**Siddhis** é o nome que o Yoga dá para poderes paranormais. O nome **Siddhi** significa realização e sucesso. Saddhana é o nome da prática espiritual em que se consegue desenvolver os poderes paranormais

Aqueles que desejam adquirir o conhecimento que leva aos Siddhis (poderes ocultos) têm que renunciar a todas as vaidades da vida e do mundo (segue aqui a enumeração dos Siddhis).

Nenhum Lanu (discípulo) pode sentir diferença entre si mesmo e seus companheiros de estudo, tais como "eu sou o mais sábio", "eu sou mais santo e agrado mais ao instrutor, ou à minha comunidade, do que meu irmão", etc., – e permanecer um **up2saka**.

Seus pensamentos devem estar predominantemente fixos em seu coração, afastando dele todo pensamento hostil a qualquer ser vivente. Ele (o coração) deve estar pleno do sentimento de não separabilidade em relação a todos os outros seres, bem como a tudo na Natureza; de outro modo não pode haver sucesso em busca do seu homem astral.

Quando o dois é um e se sabe disso, descobre-se que sem tem a energia dentro de si pois o todo está dentro de nós pois tudo é dual como o masculino e o feminino um duplo movimento eterno infinito que nos liga ao cosmo.

Esse Domenico é o fenomenal,

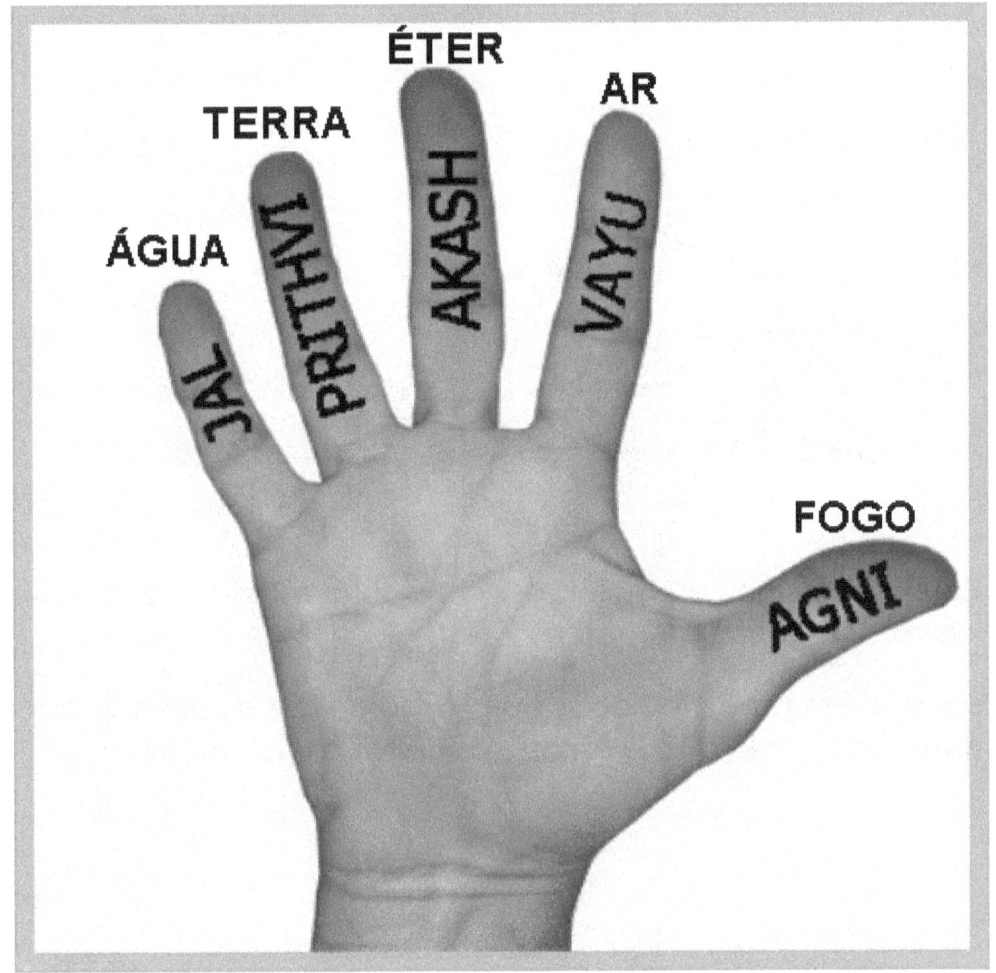

# Os dedos são as antenas ou os captadores de energia

Mudras para o ótimo funcionamento de cada sistema fisiológico do corpo:

SISTEMA NERVOSO: JNANA MUDRA (Ar)

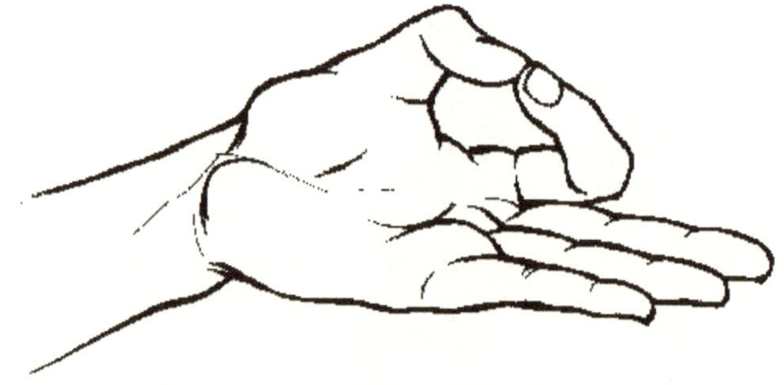

Equilibra os dois hemisférios cerebrais e acalma o sistema nervoso. (conhecimento)

Junte a ponta do polegar com a ponta do dedo indicador formando um círculo e estique os outros dedos.

---

*A energia acumulada não pode ser aniquilada, deve ser transferida para outras formas, ou ser transformada em outros tipos de movimento; ela não pode permanecer para*

O pensamento tem o poder de se autorreproduzir, e quando a mente é mantida firmemente em uma ideia, ela se torna colorida por essa ideia, e, como pode-se dizer, todos os correlatos daquele pensamento surgem dentro da mente. É a partir daí que o místico obtém conhecimento acerca de qualquer objeto no qual ele pense constantemente em fixa contemplação. Eis a razão das palavras de Krishna: "Pensa constantemente em mim; depende somente de mim, e tu certamente virás a mim." A vida é o grande instrutor; é a grande manifestação da Alma, e a Alma manifesta o Supremo. Daí todos os métodos serem bons e serem todos apenas partes do grande objetivo, que é a Devoção. "A Devoção é o êxito na ação40", diz o Bhagavad-G5t2. Os poderes psíquicos, à medida que surgem, devem também ser usados, pois eles nos revelam leis.

## SISTEMA MUSCULAR: VARUN MUDRA (água)

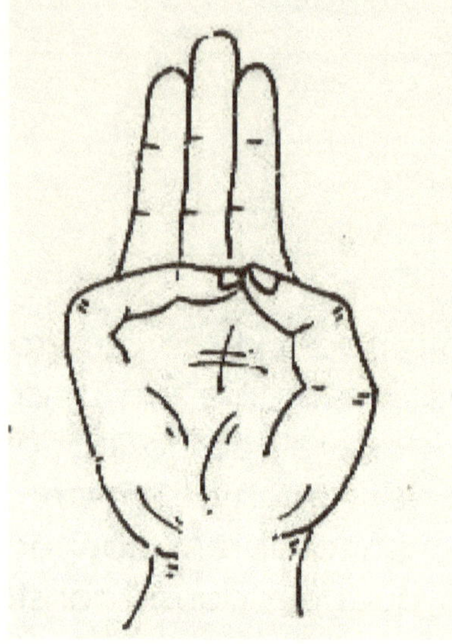

Facilita a hidratação e flexibilidade dos músculos.

Toque a ponta do dedo mínimo com a ponta do polegar e estique os outros dedos.

## SISTEMA ESQUELÉTICO: ADHI MUDRA

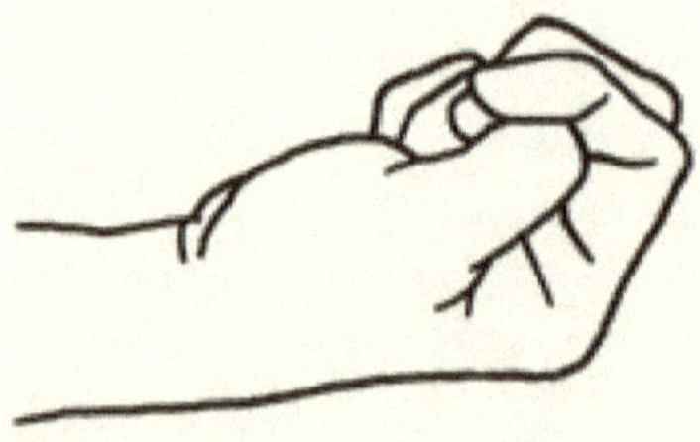

Proporciona força e estabilidade para todo o sistema esquelético.

Com as mãos em punho, envolvendo os polegares, descanse as mãos nos joelhos.

## SISTEMA RESPIRATÓRIO: PRANA MUDRA

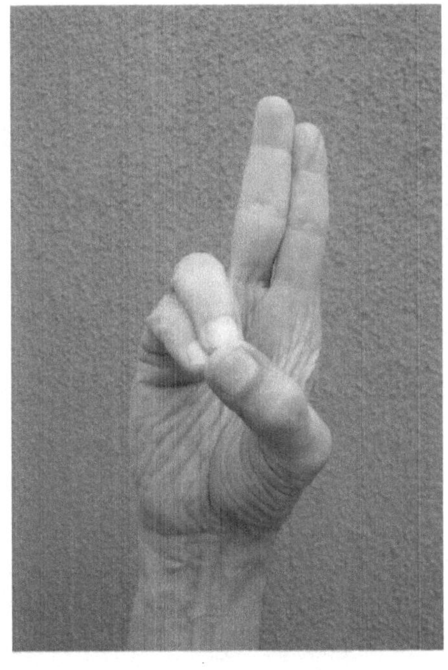

Facilita a expansão dos pulmões e de todo o sistema respiratório.

Junte o polegar com os dedos mínimo e anular e estique os dedos médio e indicador.

## SISTEMA GASTRO-INTESTINAL: PUSHAN MUDRA

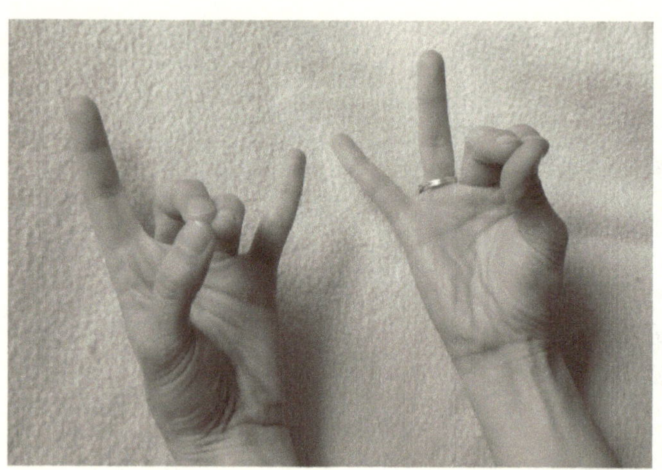

Estimula o fogo digestivo e a assimilação completa dos nutrientes. Mão Direita- polegar toca dedo médio e indicador, dedos mínimos e anular ficam esticados; Mão Esquerda- polegar toca dedo médio e anular, dedos mínimo e indicador ficam esticados.

## SISTEMA CARDIOVASCULAR: KAPOTA MUDRA

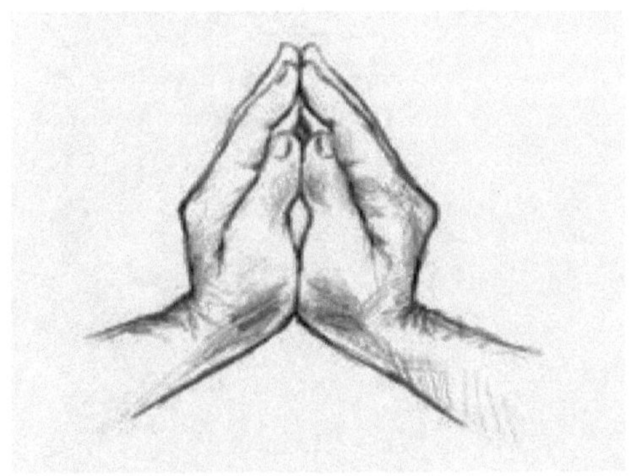

Gera um sentimento de bem-estar e abre o coração no nível emocional.

Junte as palmas das mãos e depois abra um espaço entre elas como o peito de um pombo.

## SISTEMA ENDÓCRINO: HAKINI MUDRA

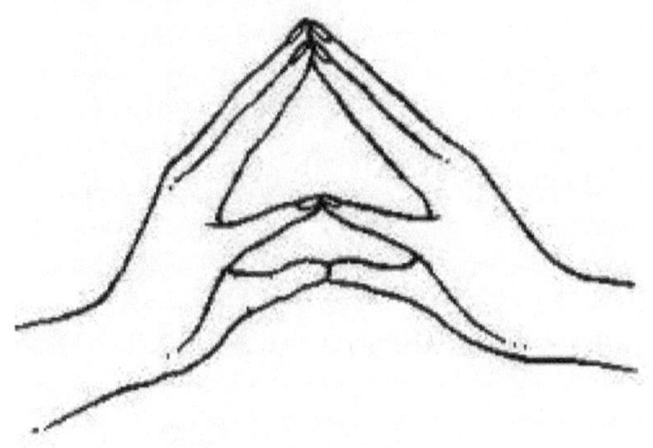

Energia com as mãos                    Despertar da Magia

Facilita um estado de equilíbrio da glândula pituitária que consequentemente regula todo o sistema endócrino. Junte as pontas de todos os dedos.

## SISTEMA IMUNOLÓGICO: UTTARBODHI MUDRA

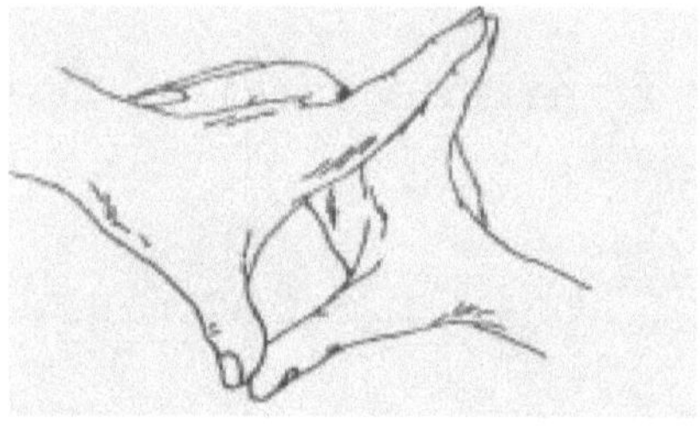

Ativa a glândula timo e aumenta a auto-estima, promovendo a saúde do sistema imúnologico.

Entrelace so dedos para fora e estique os indicadores para cima e os polegares para baixo, colocando-os no esterno.

Mudras para condições de saúde específicas:

## DOR LOMBAR: PASCHIMA MUDRA

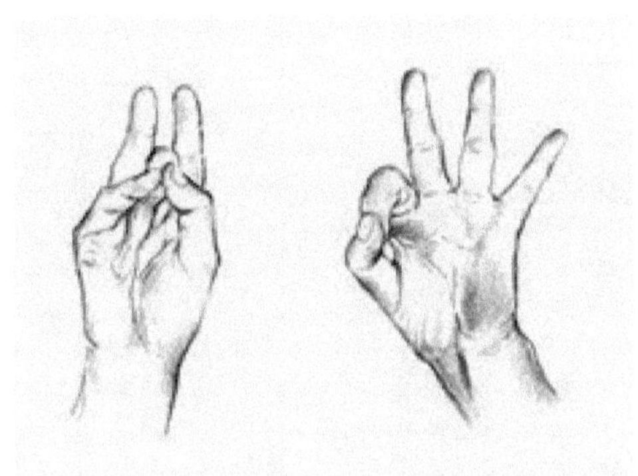

Alivia a tensão crônica dos músculos da região lombar, reduzindo a pressão sobre os discos e nervos.

Mão Direita – o polegar toca a ponta dos dedos médio e mínimo, os dedos indicadores e anular permanecem esticados;

Mão esquerda – o polegar pressiona a unha do indicador formando um círculo.

## CONSTIPAÇÃO: APANA MUDRA

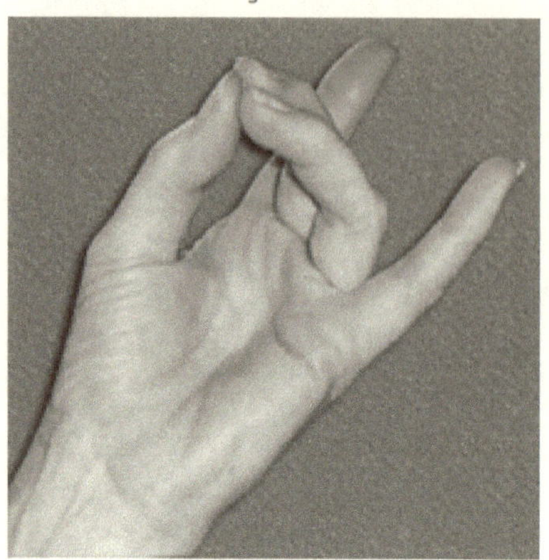

Estimula e facilita a finalização do processo de digestão, equilibrando a eliminação.

As duas mãos – polegar toca dedos médio e anular.

## DOR DE CABEÇA: MAHASIRS MUDRA

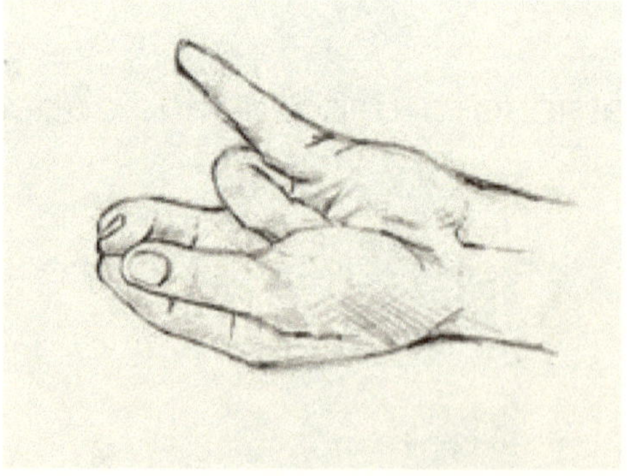

Elimina a tensão e equilibra a circulação na cabeça.

As duas mãos – dedo anular toca a palma da mão e polegar toca dedos indicador e médio.

Dedo mínimo fica esticado.

# SÍNDROME PRÉ-MENSTRUAL: YONI MUDRA

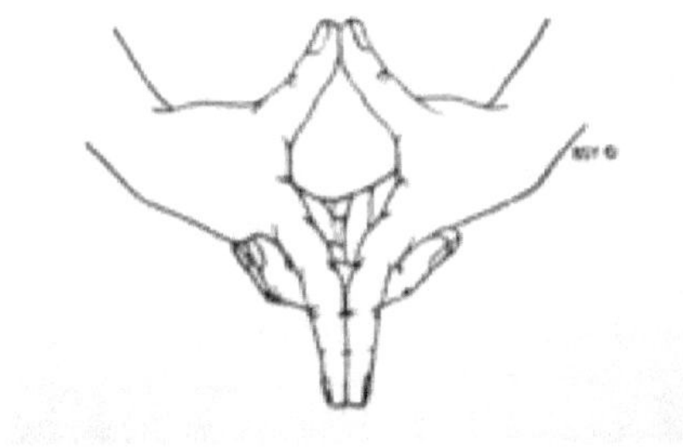

Equilibra o sistema reprodutor feminino.

Entrelace os dedos para dentro e estique os indicadores para frente e os polegares para trás.

Mãos a 4 dedos abaixo do umbigo.

## OBESIDADE: BRAHMA MUDRA

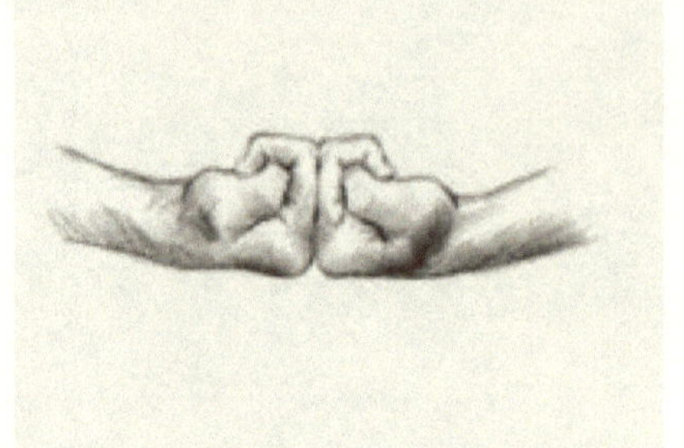

Acelera o metabolismo, estimulando a digestão de gorduras, com redução do tecido adiposo em excesso. Com as mãos unidas em punho, envolvendo os polegares, em frente ao plexo solar.

Palmas para cima.

## ANSIEDADE: CHINMAYA MUDRA

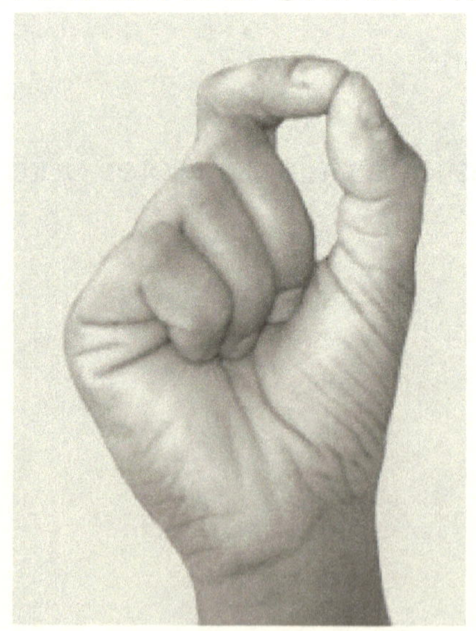

Acalma a mente e estabiliza as emoções.

Com as mãos em punho, toque o dedo indicador com o polegar, formando um círculo. Descanse as mãos nos joelhos.

Mudra Gyan (Mudra do Conhecimento):

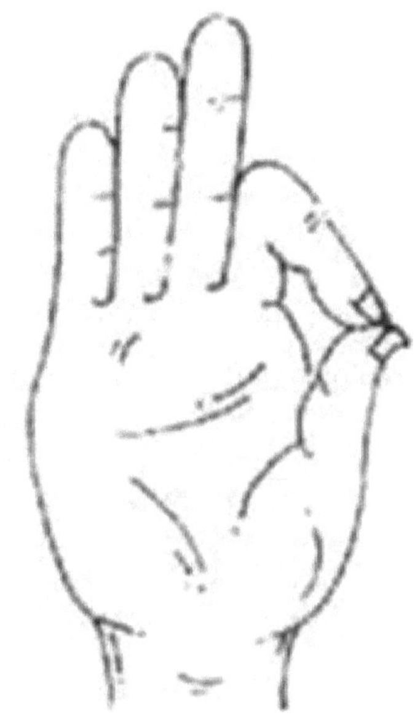

A ponta do dedo indicador toca a ponta do polegar, enquanto os outros dedos permanecem retos.

**Benefícios:** Melhora o conhecimento, estimula a hipófise e glândulas endócrinas, aumenta a memória, ajuda na meditação, previne a insônia, ajuda a melhorar o humor e traz clareza de raciocínio.

**Prática:** A qualquer momento, sentado, em pé ou deitado na cama.

Mudra Prithvi (Mudra da Terra):

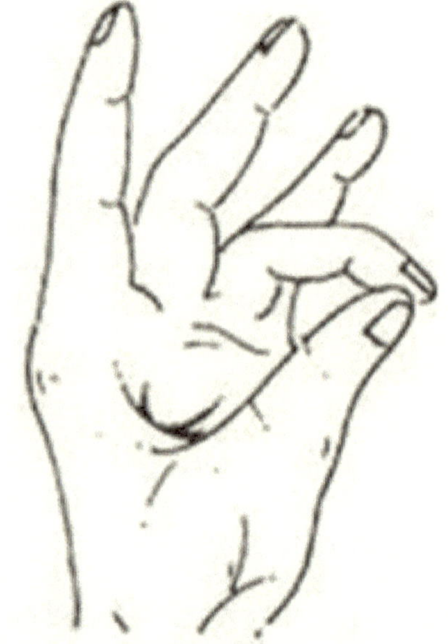

A ponta do dedo anelar toca o polegar enquanto os outros dedos permanecem em linha reta para fora.

**Benefícios:** Auxilia a reduzir deficiências físicas e espirituais, ajuda a aumentar a força da vida, ajuda a limpar a pele, favorece a funcionalidade do corpo.

**Prática:** A qualquer hora.

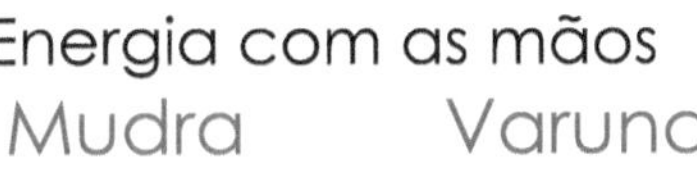
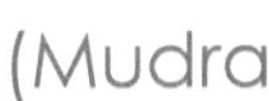

Mudra        Varuna        (Mudra      da      Água):

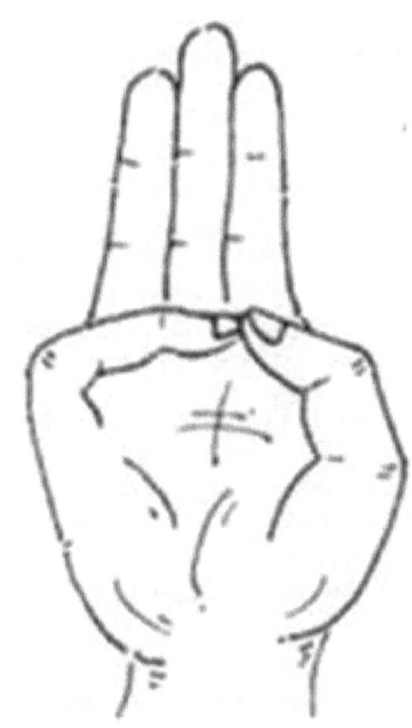

A ponta do dedo mindinho toca o polegar enquanto os outros dedos permanecem em linha reta.

**Benefícios:** Ajuda a equilibrar as emoções, ajuda a reter água, ajuda a aliviar a prisão de ventre e cólicas, e também ajuda a regular os ciclos menstruais e condições hormonais.

**Prática:** 15 minutos três vezes por dia.

## Mudra Vayu (Mudra do Ar):

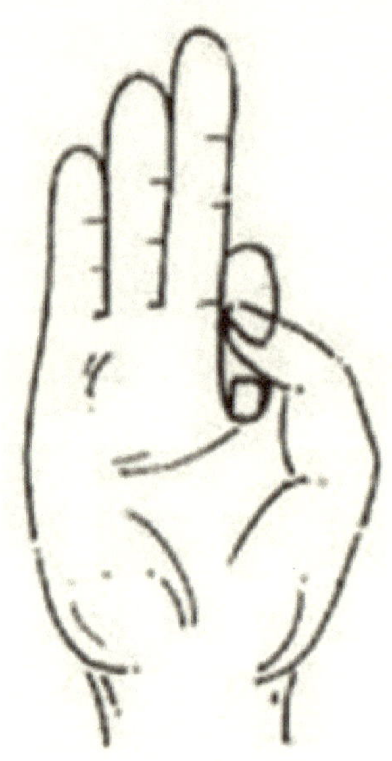

O polegar colocado sobre o dedo indicador enquanto o resto dos dedos permanecem retos.

**Benefícios:** Ajuda a acalmar a mente ansiosa, acalma a voz tensa, ajuda a diminuir o estresse e ajuda a reduzir a impaciência e indecisão.

**Prática:** 10 a 15 minutos, 3 vezes por dia.

Mudra        Shunya        (Mudra        do        Vazio):

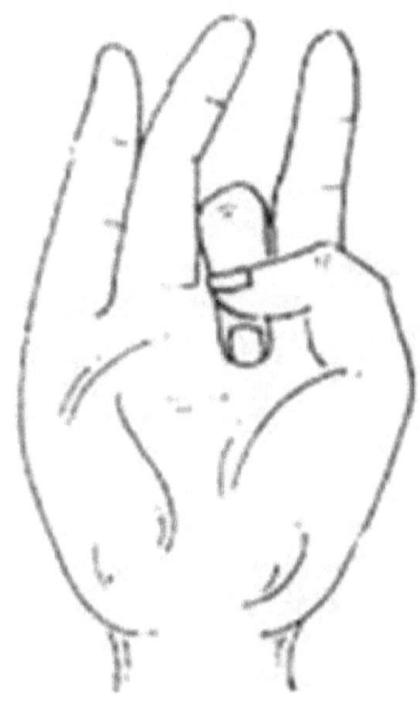

A ponta do polegar pressiona o dedo do meio para baixo, enquanto o resto dos dedos ficam para cima.

**Benefícios:** Reduz apatia no corpo, é altamente eficaz para dores de ouvido, ajuda a restaurar a confiança, e aumenta a cognição mental.

**Prática:** 40-60 minutos por dia ou, para uma dor de ouvido, 4-5 minutos.

Mudra Surya (Mudra do Sol):

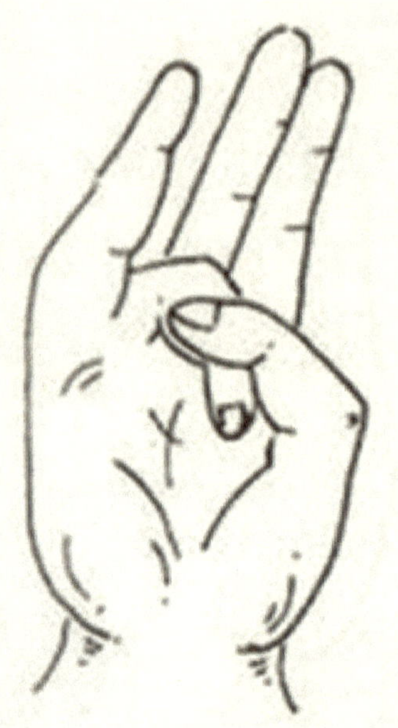

Dobre o dedo anelar sob o polegar enquanto o resto dos dedos permanecem em linha reta.

**Benefícios:** Ajuda a estimular a glândula tireoide, ajuda a aliviar o ganho de peso e reduz o apetite, estimula a digestão, ajuda a aliviar a ansiedade e estresse, e ajuda a guiá-lo para o seu propósito.

**Prática:** 5 a 15 minutos, duas vezes por dia.

Energia com as mãos                    Despertar da Magia
Mudra         Prana        (Mudra      da       Vida):

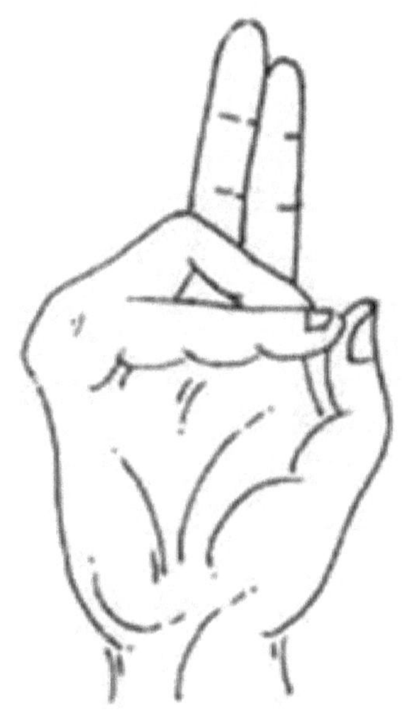

O dedo anelar e o mindinho dobram para tocar o polegar enquanto o indicador e o dedo médio permanecem apontando para cima.

**Benefícios:** Melhora a força da vida, ajuda a fortalecer a mente, corpo e espírito, ajuda a promover a tomada de decisões, melhora a imunidade e motivação, ajuda a melhorar a visão, e reduz a fadiga.

**Prática:** A qualquer hora.

Mudra Apana (Mudra da digestão):

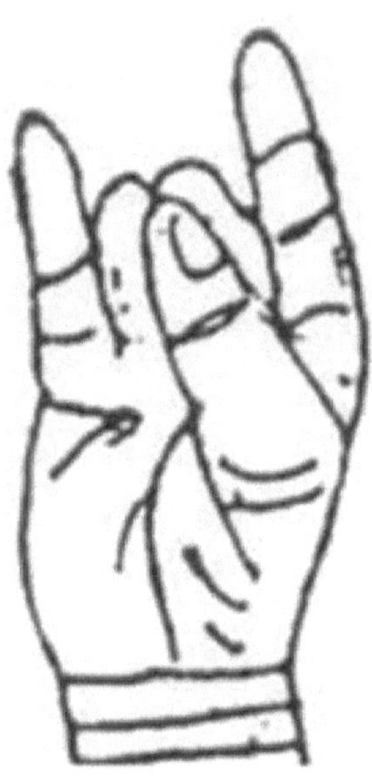

O dedo médio e o anelar são dobrados sob o polegar enquanto o mindinho e o dedo indicador ficam para cima.

**Benefícios:** Ajuda a regular o sistema excretor, ajuda a desintoxicar e estimula os movimentos intestinais, é útil para aliviar a constipação e hemorroidas.

**Prática:** 45 minutos por dia

## Mudra Apana Vayu (Mudra do coração):

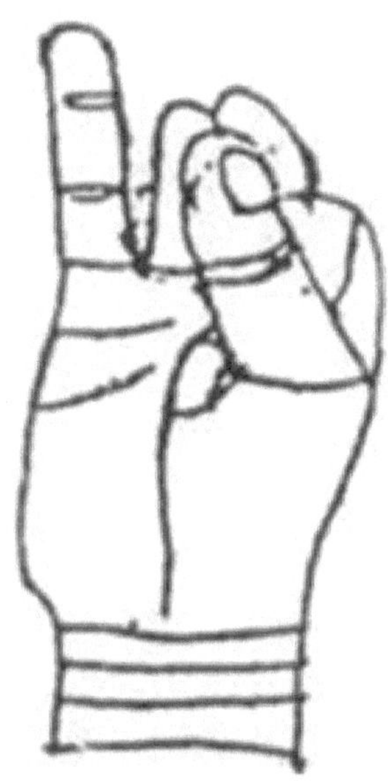

O dedo indicador dobra-se para tocar a base do polegar, enquanto curva o dedo médio e o anelar para tocar a ponta do polegar. O dedo mindinho permanece esticado.

**Benefícios:** Estimula a cura do coração, ajuda a proteger fisicamente o coração, e também ajuda a reduzir os gases e azia.

**Prática:** 15 minutos, duas vezes por dia

Mudra Linga (Mudra de calor):

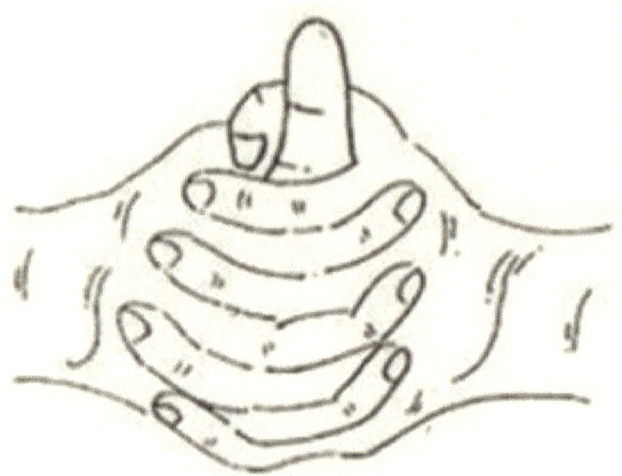

Entrelace os dedos das duas mãos, mas mantenha o polegar da mão esquerda apontando para cima. Faça o polegar direito envolver o polegar esquerdo tocando o dedo indicador da mão direita.

**Benefícios:** Ajuda a estimular o calor no corpo, ajuda a reduzir o catarro e congestão, fortalece os pulmões, ajuda a revigorar e equilibrar o corpo.

**Prática:** A qualquer momento, mas não pratique excessivamente.

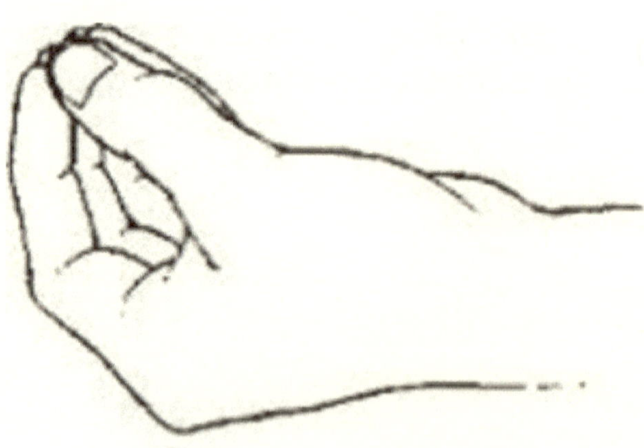

## Mudra Mukula:

É uma energização de cura, usado para direcionar a energia para qualquer lugar no corpo. Basta colocar os quatro dedos de encontro com o polegar, colocando as pontas dos dedos onde a cura é necessária. Em cada respiração, podemos sentir a energia de cura passar através de nossos dedos e entrar no nosso corpo na parte enferma, ele limpa, relaxa e cura, liberando as toxinas indesejadas e preenchendo a área com uma luz branca. Para uma limpeza geral e rejuvenescimento do corpo, podemos sentar e relaxar em local tranquilo, estendendo os braços e colocando cada mão sobre os joelhos, com os dedos apontando para o teto, em formato de Mudra Mukula. Definindo a nossa intenção e sentindo a energia de cura limpando todo o nosso corpo.

## Como ficar acordado e cheio de energia o tempo todo?

O mudra de energia irá ajudá-lo!

Mudras são uma fonte inesgotável de saúde para uma pessoa. Eles dissolvem a estagnação do corpo, relaxam as zonas tensas, aliviam a dor e harmonizam o corpo inteiro.

Ao influenciar os componentes espirituais de uma pessoa, os mudras nos dão paz de espírito, contribuem para o nosso autodesenvolvimento, ajudam a alcançar a concentração e a unidade com o mundo ao nosso redor e a Mente Superior.

## Gerencie sua energia com mudra!

Energia é a base da vida. Campos de energia e radiação permeiam todo o Universo e interagem entre si.

Como você sabe, a energia nunca desaparece, ela só é emitida e absorvida pelos objetos, passando de uma forma para outra. Para uma vida plena, bem como para as práticas de autodesenvolvimento, é importante que cada pessoa mantenha a energia[1] no nível adequado e garanta sua circulação livre.

Os antigos hindus chamavam o fluxo de energia de prana[2], os chineses - qi, os japoneses - ki[3]. A energia concentrada e dirigida é capaz de realizar milagres de criação, autodesenvolvimento e cura, mas também tem o poder de destruição.

A polaridade da energia é a base do movimento e da vida.

O mudra de energia único ajudará a gerenciar a energia do corpo. A sua implementação permite melhorar a saúde devido à distribuição uniforme da energia nos principais centros de energia[4].

## O que dá mudra de energia?

Mudra de energia é realizado:

- como anestesia para a dor;

- para remover toxinas, toxinas e vários venenos do corpo;

- no tratamento de doenças do aparelho geniturinário;

- para melhorar a coluna;

- com o propósito de limpar, curar e rejuvenescer o corpo.

Será apropriado fazer ativamente o mudra de energia na primavera, uma vez que ativa fortemente a energia do fígado. A prática deste mudra abre o chacra coronário, o que permite que a energia penetre todo o canal central.

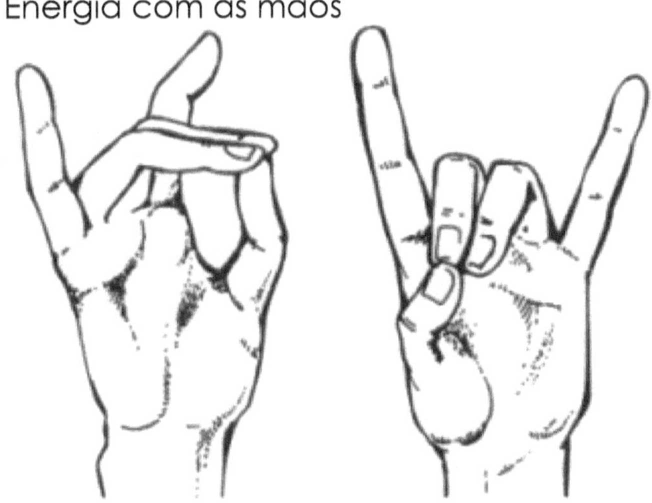

# Como fazer o mudra de energia?

1. As almofadas do meio, anel e polegar são unidas.

2. O resto dos dedos são estendidos livremente.

Se você estiver em meditação, os dedos devem estar voltados para o céu, eles agirão como uma antena para a coleta de energia.

# Mudra "Olho da Sabedoria"

Para se tornar sábio, para acelerar os processos de pensamento, para revelar o potencial interno necessário para o aprendizado e autodesenvolvimento, para abrir o acesso às reservas vitais do corpo - tudo isso é possível graças ao sábio "Olho da Sabedoria".

A arte dos mudras teve origem há mais de dois mil anos. No Oriente, os mudras são muito comuns e são realmente chamados de ioga dos dedos. Eles representam certas posturas que os dedos assumem.

A realização dos mudras é a gestão dos fluxos de energia da forma mais simples e acessível, o método mais antigo de autocura com energia que emana dos dedos, através da formação de um desenho especial a partir deles.

Ao conectar os dedos de uma determinada forma, você pode ativar os meridianos e direcionar a energia pelo corpo, restaurar o fluxo de energia, eliminar "colapsos" em órgãos doentes, " rejuvenescer " e preservar as reservas de energia no corpo, se livrar das toxinas , acalme-se, etc.

## Indicações para realizar o mudra do Olho da Sabedoria:

- violação da circulação cerebral,
- esclerose dos vasos cerebrais,
- prevenção de AVC,
- comprometimento da memória.
- diminuição na velocidade dos processos de pensamento.

## Como você se torna sábio?

De acordo com os ensinamentos antigos, para melhorar a funcionalidade do cérebro e ativar sua criatividade, é necessário realizar o mudra "Olho da Sabedoria" diariamente por 15-20 minutos.

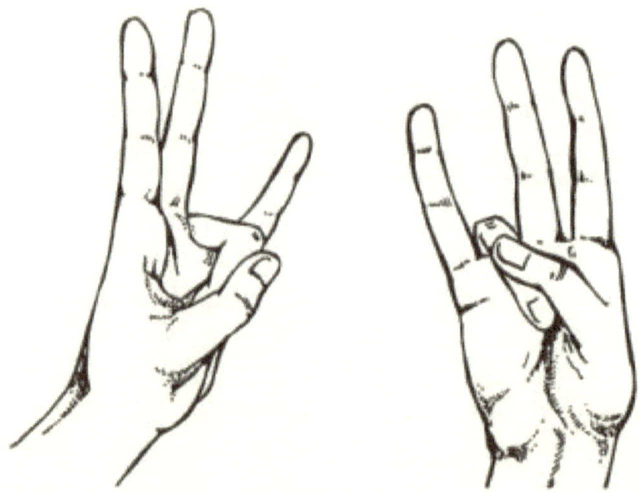

## Técnica de execução:

O dedo do coração (anelar) da mão direita é pressionado pela primeira falange do polegar da mesma mão. Os dedos da mão esquerda estão dobrados da mesma maneira. O resto dos dedos são espaçados livremente.

# Levantando mudra para cura de resfriados

Você costuma resfriar-se? A sabedoria do levantamento vai colocá-lo em pé sem a ajuda de drogas!

Mudras são uma ferramenta incrível, disponível para qualquer pessoa. Várias posições das mãos são usadas para redistribuir os fluxos de energia no corpo. Desde os tempos antigos, os mudras têm sido usados para o autodesenvolvimento e a obtenção de estados especiais. Mas eles também têm um efeito curativo!

## Indicações para o uso do mudra de "levantamento"

O mudra de levantamento é usado para tratar resfriados[2], dor de garganta, pneumonia, tosse, bronquite, coriza, sinusite.

A implementação deste mudra mobiliza as defesas do corpo, aumenta a imunidade e promove uma recuperação rápida.

## O excesso de peso é favorável a resfriados!

Pessoas com sobrepeso precisam normalizá-lo. O mudra de elevação também pode ajudar com isso. Junto com a implementação deste mudra, você precisa seguir a seguinte dieta: beber pelo menos 8 copos de água fervida durante o dia. A alimentação diária deve ser composta por frutas, arroz e iogurte[3].

## Atenção!

O uso muito longo e frequente deste mudra pode causar apatia e até letargia!

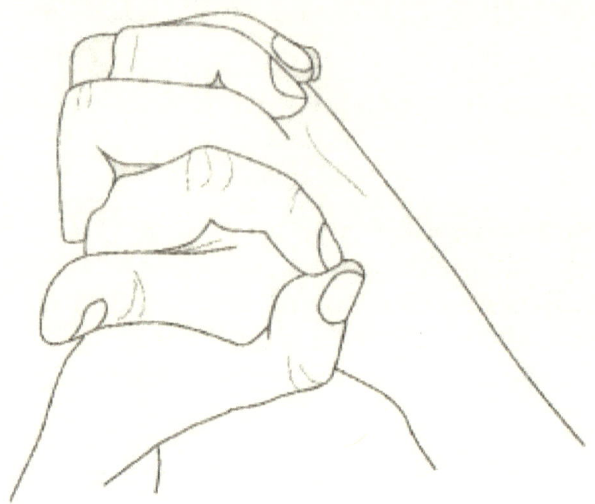

## Mudra de levantamento: método de execução

1. Ambas as palmas estão unidas, os dedos cruzados.

2. O polegar (de uma das mãos, embora alguns recomendem deixar o polegar da mão direita de lado) é colocado de lado e rodeado pelo indicador e pelo polegar da outra mão.

Você escolheu esse caminho para você? Você está indo na direção certa agora? Para descobrir, solicite gratuitamente o seu breve diagnóstico individual de propósito de vida. Siga o link agora >>>

# Dente de dragão é sábio

Os mitos do Oriente caracterizam o dente do dragão como algo poderoso e extraordinário Forte. O mudra de dente de dragão ajuda no autodesenvolvimento, aumenta a consciência e alivia o estresse.

## O que um dente de dragão dá ao mudra?

O dente do dragão é um símbolo universal e muito complexo que personifica o poder sobrenatural que traz vida, poder, espiritualidade, sabedoria e conhecimento oculto.

O mudra Dragontooth é benéfico para aliviar o estresse e a tensão emocional, e também regula a sensibilidade a situações estressantes. Mudra² ajuda no caso de coordenação prejudicada de movimento e confusão, consciência não concentrada.

O mudra do dente do dragão harmoniza a atividade do chacra Manipura no plano sutil, normaliza a coordenação dos movimentos no plano físico, expande a consciência e eleva a espiritualidade no plano emocional.

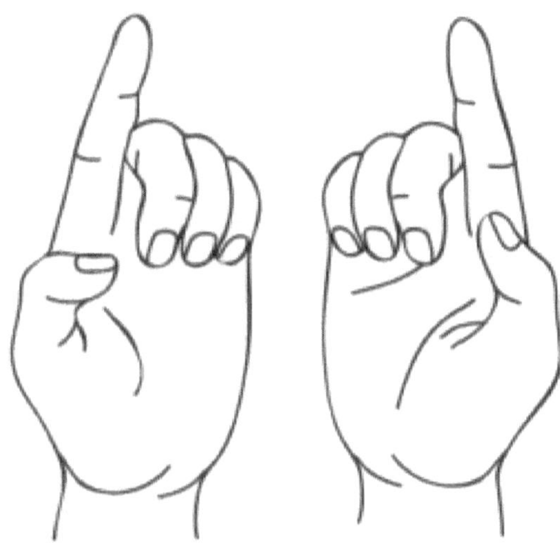

## Como realizar o mudra de dente de dragão?

Virando-se para o leste e levantando as mãos na altura do peito, os polegares são pressionados contra a palma, os dedos médio, anular e mínimo dobrados e os indicadores esticados.

O mudra do dente do dragão é executado com duas mãos ou uma. Ao realizar o mudra, você pode acender velas laranja, que são um símbolo de amizade e tranquilidade.

# O Mudra da Longevidade que Promove a Saúde e Prolonga a Vida

A sabedoria da longevidade permite não só melhorar a saúde, mas também prolongar a vida! Experimente e veja como é eficaz!

Este mudra da longevidade harmoniza todo o corpo, promove o autodesenvolvimento, liberando a mente dos pensamentos e imergindo no silêncio do autoconhecimento.

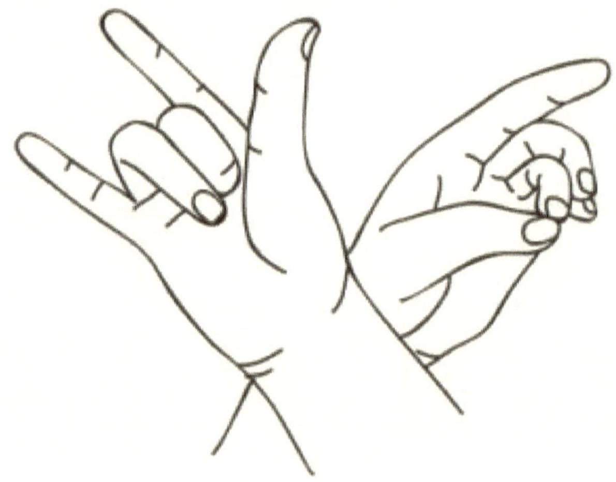

## Como conseguir longevidade e saúde? O mudra da longevidade

Método de realização de mudra:

1. Conecte o dedo anular da mão esquerda com o polegar da mão esquerda.

2. Coloque o dedo médio da mão esquerda no dedo anular da mão esquerda.

3. Pressione o dedo mínimo da mão esquerda contra o dedo anular da mão esquerda.

4. Endireite o dedo indicador.

5. Dobre o anelar e os dedos médios da mão direita e pressione-o contra a palma.

6. Endireite o dedo mínimo, o indicador e o polegar da mão direita.

7. Coloque a mão direita sobre a esquerda no nível da base da mão.

# Como restaurar o equilíbrio da água? O mudra da água vai ajudar!

O excesso de água no corpo pode levar a várias doenças! O mudra aquático ajudará a normalizar o equilíbrio da água e a melhorar a saúde.

Na mitologia indiana, o deus da água é chamado Varuna[1]. De um modo geral, a água é a base da vida, sem a qual toda a vida no planeta é impensável.

A água é um dos cinco elementos principais que formam nosso corpo e planeta. A Liberação de Água confere às pessoas nascidas sob os signos de água certas qualidades. Além disso, este elemento predetermina a tendência a certas doenças.

## O que perturba o equilíbrio da água?

A falta de fluidos no corpo leva à desidratação, enquanto o consumo excessivo deles provoca afinamento do sangue e contribui para sobrecarregar o sistema cardiovascular.

O acúmulo de fluidos no corpo pode levar a várias doenças. De acordo com os conceitos orientais, o excesso de líquido e muco no corpo pode causar bloqueio de energia.

Os bloqueios interferem no movimento livre da energia, o trabalho do sistema de energia humano é interrompido, a saúde é destruída e a comunicação com o espaço é bloqueada. Ou seja, quaisquer práticas de autodesenvolvimento tornam-se absolutamente inúteis.

Para normalizar o equilíbrio hídrico e garantir a circulação da energia no corpo, recomenda-se a utilização do mudra de água.

## Como o mudra de água afeta o corpo?

O mudra da água:

- permite que você regule a quantidade de fluido no corpo;
- torna possível limpar os pulmões e o estômago do muco (especialmente recomendado para inflamação);

- ajuda com doenças do fígado², cólicas, inchaço.

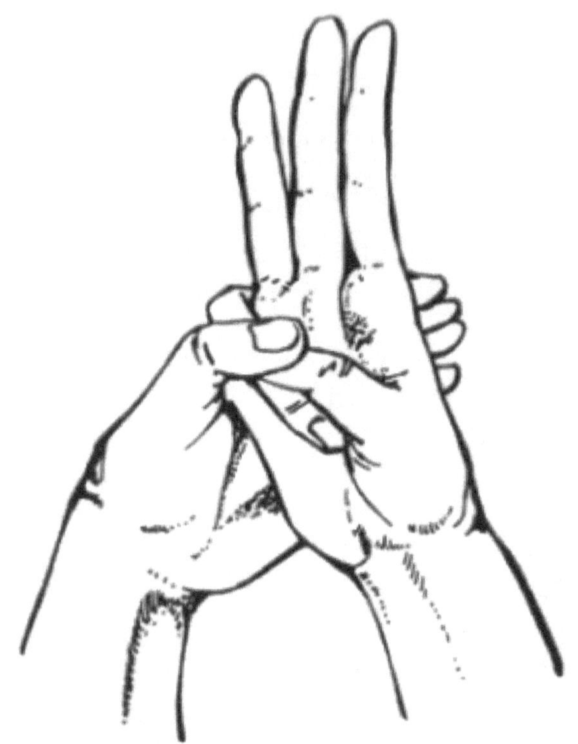

## Técnica para realizar o mudra de água

1. O dedo mínimo da mão direita toca a base do polegar.

2. O polegar da mão direita pressiona suavemente o dedo mínimo por cima, mantendo-o nesta posição.

3. A mão esquerda segura a direita por baixo, com o polegar esquerdo apoiado no polegar direito.

## Flauta mudra de Maitreya para aliviar a melancolia e a tristeza

O que fazer se seu coração estiver melancólico, triste, triste? A flauta mudra de Maitreya ajudará a estabelecer a paz de espírito!

Este mudra pode ser praticado, tanto para a prevenção de estados depressivos , quanto para o autodesenvolvimento, uma vez que o mudra da flauta de Maitreya anuncia o início de tudo brilhante, piedoso, espiritual; vitória das forças da luz sobre as das trevas.

## Quando o mudra de flauta Maitreya deve ser executado?

Este mudra é recomendado para ser realizado em caso de  doenças dos elementos do Vento: doenças do aparelho respiratório, pulmões[1]; um estado de melancolia, tristeza, ansiedade.

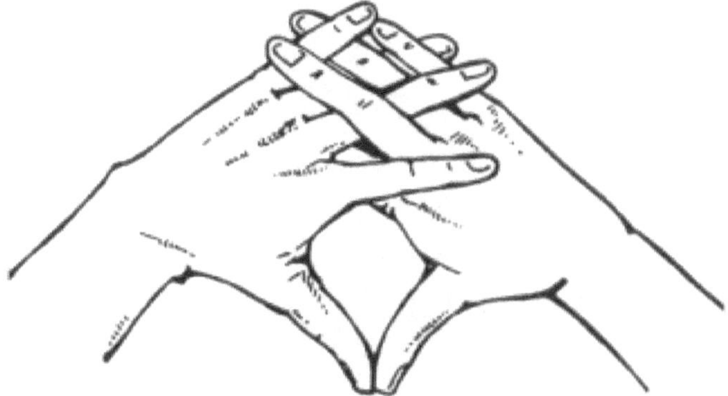

## Flauta Mudra de Maitreya: técnica de execução

1. Os polegares de ambas as mãos estão unidos.

2. O dedo indicador da mão esquerda repousa sobre a base do dedo indicador da mão direita.

3. O dedo médio da mão direita está localizado no dedo médio e mínimo da mão esquerda.

4. O dedo anular da mão esquerda é colocado sob os dedos médio e anular da mão direita.

5. O dedo mínimo da mão direita é colocado na falange[2] terminal do dedo médio da mão esquerda.

6. O dedo mínimo da mão esquerda está localizado nos dedos médio e anular da mão direita e é fixado pelo dedo médio da mão direita, que está localizado sobre ele.

Recomenda-se realizar este mudra de manhã cedo para todas as doenças pulmonares e respiratórias agudas, a prática regular e diária ajuda a restaurar a saúde rapidamente. Também é bom realizar mudra em estado de tristeza, saudade e tristeza, acredita-se que alivia rapidamente o estado de espírito.

## Energia do amor

A energia do amor é a energia mais poderosa do universo. Pode restaurar a saúde, melhorar relacionamentos, proteger ... Descubra como funciona!

De onde você acha que vêm os contos de fadas e as lendas? Isso mesmo, da vida. Mas você sabia que o conhecimento sagrado e as palavras de despedida de nossos ancestrais estão codificados em contos de fadas familiares desde a infância?

Os contos de fadas têm sido transmitidos oralmente há séculos para preservar informações importantes e instruções criptografadas sobre o autodesenvolvimento e o gerenciamento da realidade para as gerações futuras.

## Um desses contos ...

Todos nós conhecemos o conto de fadas dos Irmãos Grimm, "The Magic Pot", desde a infância. Alguém o leu, alguém o leu à noite pelos pais ou avós ... Mas poucas pessoas percebem que este conto de fadas é realmente mágico, ele só precisa ser decifrado corretamente.

Neste conto, é dito que uma gentil bruxa deu a uma garota um pote mágico, que cozinhou mingau quando solicitado. Mingau em uma panela apareceu sozinho, sem nenhum produto ...

## O que está escondido no conto de fadas "The Magic Pot"?

Este conto de fadas único contém um método energizante que o ajuda a atrair amor para sua vida e a tornar a si mesmo e aos outros felizes. Quão?

Vamos imaginar que o pote seja a pessoa mais comum, como você e eu. O que podemos "cozinhar", isto é, gerar, sem precisar de incentivos adicionais? Claro, nossos pensamentos, emoções e sentimentos.

Em um conto de fadas, o pote deixava todos alegres e felizes, mas o que torna as pessoas realmente felizes? Isso mesmo - amor. Só esse sentimento sincero e incondicional é capaz de dar felicidade.

Se você imaginar que nosso coração é aquele pote mágico, e lhe der uma ordem mental para "cozinhar" o amor, então o amor preencherá todo o seu corpo.

Olhos, a pele brilhará de amor e todo o espaço ao redor estará cheio de amor. Basta dar a si mesmo um comando interno e apoiá-lo com os pensamentos certos.

É especialmente bom encher-se com a energia do amor pela manhã, ao acordar, e à noite, quando a consciência começa a "cair" no sono. Neste momento, nosso subconsciente está mais sensível e percebe as ordens que lhe damos.

Tente imaginar a energia rosa do amor envolvendo você por dentro. Pense nas pessoas que você ama e no que o faz feliz.

Então, mentalmente, dê ao subconsciente um comando para gerar a energia do amor durante a noite e durante todo o dia seguinte.

Faça isso todos os dias e você ficará surpreso com as mudanças que ocorrerão em sua vida!

## A energia do amor envolverá tudo!

Preenchido com a energia do amor, você o irradiará para o espaço. Tente enviar deliberadamente raios rosa e calor para o seu quarto, casa, a comida que você cozinha e come, os objetos que o cercam, etc.

Dê a energia do amor para seus entes queridos, amigos e apenas aqueles que você encontrar em seu caminho. Imagine como uma névoa rosa radiante envolve uma pessoa, a enche de amor e dá felicidade e alegria.

## Como mudar a realidade com a energia do amor?

Se você tiver uma reunião ou entrevista importante, envie a energia do amor à sua frente. Tente imaginar o lugar e as pessoas com quem você vai interagir e preencha-os com o seu amor.

Visualize[2], sinta que o fluxo do amor está ficando mais brilhante e poderoso, proporcionando alegria e felicidade às pessoas e ao espaço. Esta é a verdadeira magia - a magia do amor!

Antes mesmo de você se encontrar, as pessoas estarão dispostas a você e, quando você perguntar, elas tentarão ajudar a resolver seus problemas da melhor maneira para você.

A energia do amor pode protegê-lo de problemas!

Para fazer isso, imagine **quem** você deseja proteger em uma névoa rosa de amor. Pense nessa pessoa com carinho. Diga-lhe mentalmente: "Eu te amo! Eu envio a você a energia do amor, que ela proteja você! "

## Energia sexual

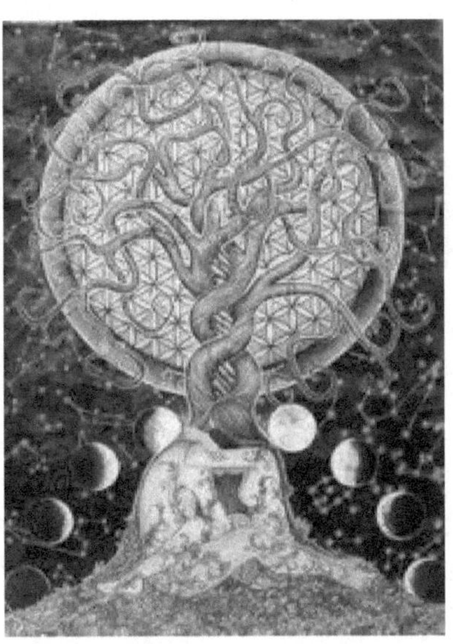

Quando Sigmund Freud dizia que tudo que fazemos possui uma ligação sexual ele não estava mentindo , de fato tudo que buscamos está relacionado a um fetiche subliminar que procuramos saciar como uma pessoa faminta degustando um prato de comida em busca de seu único intuito que é saciar sua fome não percebe os pequenos detalhes e notas a cada mastigada do alimento não percebendo a beleza escondida nesse ritual .

Pode parecer exagero mas tudo a sua volta é um fetiche de uma outra mente o ato de castigar alguém  seja com dor ou raspando o cabelo é um fetiche e nos dias de hoje enquanto redigito ideias desse livro que no século passado ficaram sem compreensão graças a tecnologia da internet  é possível pesquisar e comprovar vai ter pessoas  adeptas desse fetiche que mencionei agora pouco sobre raspar os cabelos

Quando levamos isso para nosso dia atual em nossas necessidades diárias de ter que trabalhar se alimentar criar novas amizades existe todo um fetiche por de trás e o segredo para que possa viver em harmonia é saber aceita-los da melhor forma

Viver em harmonia com o seu eu interno é também viver de forma saudável e com sucesso isso é o ato de aceitar sua verdadeira sexualidade

Um pastor que deseja tirar proveito dos seus seguidores ludibriando a pagar o dizimo está exercendo seu fetiche sociopata sádico em explorar aquele que inconscientemente deseja de alguma forma ser explorado.

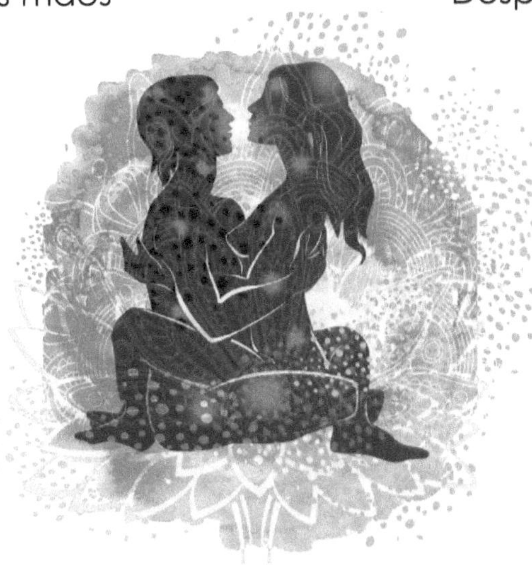

## O caminho da expansão da consciência

O mundo é dual, mas aquele que corre simplesmente atrás do prazer terá apenas coleções de prazer de momentos passageiros porem sempre faltará algo, o gosto amargo do inatingível por ser fugazes

Antes mesmo do ser humano se dar conta do significado de **Bóson** de **Higgs** e a expansão do universo e que a os físicos acreditarem que a matéria corresponde a apenas 4% do Universo 23 % é matéria escura e 73% é de energia escura

aparentando ser uma imensidão de espaço vazio os antigos mestres védicos ensinavam via **Nada Brahma** que o universo é vibração e esse campo vibratório está ligado a toda experiência spiritual sendo a raiz de tudo e toda realidade transmitida a nosso mundo

Aquele que consegue enxergar dentro de si mesmo **Akasha** आकाश é no nome da fagulha divina que preenche o todo, onde fazemos parte de um todo e todos somos um.

Através da energia sexual é possível  canalizar energias para realimentar   o   corpo    assim  como  uma  bateria  do  seu aparelho telefônico que  precisa ser carregado no entanto para que possa criar uma boa conectividade e buscar um equilíbrio é preciso que  haja vibrações positivas ,já ouvir falar de  pessoas  que  só  do  fato  de  estar  próximas  a  outras comenta em estar com o corpo pesado ,carregado de uma forma  ruim  causando  cansaço  como  se  estivesse  trabalho horas a fio em algo ruim

Pois  é  mesmo  que  você  não  possa  ver  com  seus  olhos  seu corpo te avisa de certas coisas e a causa desse desiquilíbrio que  acarreta  em  doenças  em  seu  corpo  isso  é  o  como  se estivesse  carregado  sua  bateria  porem  ainda  está  vazia  o que chamaremos de:

## O vazio dos 5 agregados

- forma física
- sensação
- percepção
- conexão neurais
- consciência


Isto  é  um  ser  humano  em  sua  essência,  quando  se  fala  de vazio dizemos que nada é fixo ou permanente.

---

*Como na lenda do anel do rei e o sábio*

*"Isso também vai passar"*

---

**Samādhi** (sânscrito ज्ञानकोश,

força **feminina Kundalini**

Consciência tem energia e somos parte de uma consciência divina que se manifesta por um corpo físico, e atrizes desse corpo que é como um templo pudesse contemplar uma obra maior do Pai e Mãe supremo

O que da forma a tudo e todos cada um de nós faz parte dessa trajetória magnifica esculpida pelo som de sua voz refletida pelo pensamento mais perfeito de todos  o desejo único da existência, individualmente somos um só fazendo parte de um único ser assim como um celular em um corpo

aquele que compreende a verdade alcança

---

*"não crês tu que eu estou no pai, e que o pai está em mim? as palavras que eu digo não as digo de mim mesmo, mas o pai, que está em mim, e quem faz as obras*

*João 14,10*

---

Todos tempos a palavra dentro de nós adormecidas esperando ser dita por aqueles que a sentirem e compreenderem que, quando se descobre tal manifestação magicas acontecem

Energia com as mãos                    Despertar da Magia

Não existem religiões certas e erradas, todas são capazes de transmitir e religar o seu material ao ser espiritual, na verdade a ponte é você, não se prenda a doutrinas e rituais por conveniência apenas, afinal

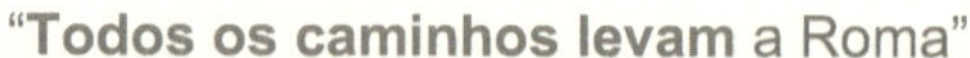

**"Todos os caminhos levam** a Roma"

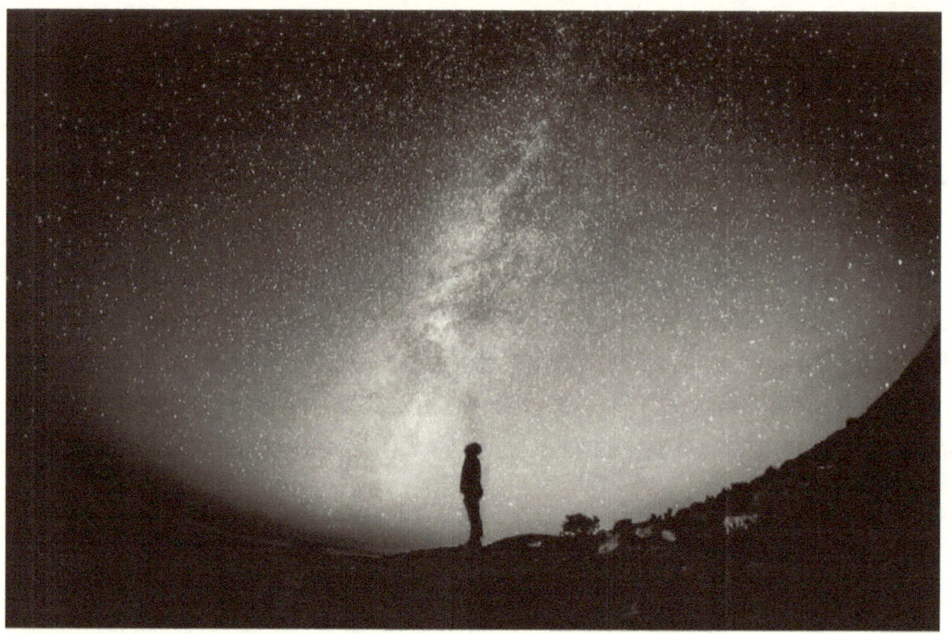

Para liberar a força da Matriz divina dentro de nossas vidas

primeiro precisamos compreender como isso funciona

Quando observamos a fala de tradições budistas hindu cristã todos eles sem exceção dizem que existe um campo de energia e assim como jesus sabia dizendo ser o pai, temos a linguagem para se comunicar com esse campo

Esses ensinamentos que foram escondidos da grande maioria também foram encontrados no evangélico de tomas guardados a 7 chaves em mosteiros tibetanos a mesma

Energia com as mãos                    Despertar da Magia
linguagem passada oralmente muitas vezes de mestre a discípulo

A forma ensinada no ocidente descreve-se conhecida como oração, mas mais do que apenas recitar frases de um livro é preciso elevar em primeiro o sentimento para que haja a manifestação

é preciso fazer o pensamento e o sentimento se tornar um só


Não somente ore aleatoriamente jogando palavras ao vento

Sintase cercado sinta como se estivesse sentindo sua resposta envolvendo toda sua alma fazendo parte do seu ser

Então se quer o relacionamento perfeito em sua vida se deseja a cura em seus entes queridos sinta sensação de como isso é e de como aconteceu envolva-se no que deseja pois apenas quando o pensamento se tornar um o universo aceitará como verdadeiro

Perguntar sem que haja julgamento sem deixar levar o certo ou errado bom o mal sem interferência do ego perguntando do próprio coração e que seja significativo a você e não que seja apenas um ato religioso


*Carl Sagan* dizia que somos poeiras de estrelas, na verdade somos bem mais que isso não somos melhores somos parte dele e enquanto a ciência luta para provar e veracidade do *big bang* não percebe que somos o big manifestado

Você tem o **poder** de manifestação de uma nova realidade

## Á Verdade Vós Libertará

Quando uma pessoa sente pela primeira vez o despertar de algo que até então não sabia que o faltava proporciona no inconsciente da mente uma sensação boa descrita como desejo esse desejo vem do

interesse    mutuo em provar algo e ao mesmo tempo ser provado

Sentir algo que até então era repulsivo ou tão comum que passaria despercebido ou valorizado e desejado por outro que ali encontra interesses causa o que provocativamente chamaria de tesão

O que quer dizer que nem sempre é preciso fazer ou criar um ato sexual para alcançar tal êxtase, pois se fosse assim não existiria serial killer que descobriu o prazer por matar.

O desejo sexual que iremos chamar nesse tópico está relacionado ao corpo de duas ou mais pessoas, porém não

Energia com as mãos significa que exista a necessidade de fazer um ato sexual existem outras formas de se alcançar tal energia e capitar essa força do universo para dentro de nossos corpos

Existe nesse ato uma espécie de flagelo do corpo onde buscamos transmitir nossa energia a outra ou mais pessoas em uma conexão transcendental

Como pode existir um fetiche  na pessoa apreciar acariciar os cabelos de outra pessoa ou afagar a pele há também o fetiche em sentir o aroma de uma flor

Observe que o prazer é o mesmo porem em uma escala menor ou maior

Quando duas pessoas estão fazendo um ato sexual seja com romantismo ou mais pornográfico tem uma finalidade em comum final que está em alcançar o orgasmo que dura segundos da mesma forma acontece quando podemos experimentar um perfume de uma rosa, porém esse orgasmo é microscópio

Agora imagine poder sentir uma sensação de extasse e euforia que dure mais tempo no corpo onde tudo a sua volta teria vibrações e cores que seria capaz de sentir com seu coração

---

*"Quem conhece o contentamento é feliz
mesmo dormindo no chão"*

*Buda* **Sidarta Gautama**

---

## O gato na caixa

Existe uma parte da física quântica que nos conta sobre o
**Gato de Schrödinger**

esse experimento mental descrito como um paradoxo por
não poder saber se o gato lá dentro está vivo ou morto já
que ao abrir e tentar ver o interior da caixa irá acionar um
dispositivo que libera um gás venenoso que mataria o gato

Bem seria mais ou menos isso em curtas palavras,  o fato é
que as pessoas se prendem a um fator errado que existe na
física porem não existe na física quântica que é o tal do
**TEMPO** , sim ,meus caros quando os cientistas notarem que
essa equação está errada por causa do uso do tempo tudo
ficará mais compreensível

o passado o presente e futuro é uma medida ilusória por mais
estranho que possa parecer

A ciência descobriu que é possível existir algo mais veloz que
a velocidade da luz agora tente imaginar que essa energia
que associamos como luz esteja parada , estranho não é
mas continuando o raciocínio ela estando parada e existindo
algo mais rápido fora do nosso alcance racional então nosso
tempo na qual acreditamos estar indo para frente para o
futuro está na verdade regredindo isto é , já aconteceu de
algum modo só não sabem descrever como isso é possível
,não irei entrar em maiores detalhes sobre esse tema pois ai
entraríamos em temas como buraco de minhoca e viagem
no tempo

Resumindo:

Se você acredita que já recebeu algo você o recebeu é simples

há um prazo para que as coisas concretize nessa realidade, pense nisso devido a frequência dessa dimensão , é claro que muitas pessoas ainda não evoluíram o suficiente para adquirir um alto controle mental e sentimental para assim poderem criar sem ter consequências piores , princípio da alquimia  a Lei da Troca Equivalente,

Nada pode ser obtido sem sacrifício. Para se obter algo é preciso oferecer algo em troca de igual valor. Esse é o princípio básico da alquimia, a Lei da Troca Equivalente.

Somos parte de uma onda somos todos pro criadores

Por tanto tudo aquilo que pedir achando que já receberam receberão não existe passado e futuro tenha apenas certeza absoluta que aquilo que foi é e não será

 isso quer dizer que não adianta abrir a aporta da garagem para ver se o veículo está lá pois então você não tem fé essa é a resposta para o gato **Schrödinger**.

*Acredite e crie que faça parte da onda
vibratória do universo*

## A chave secreta

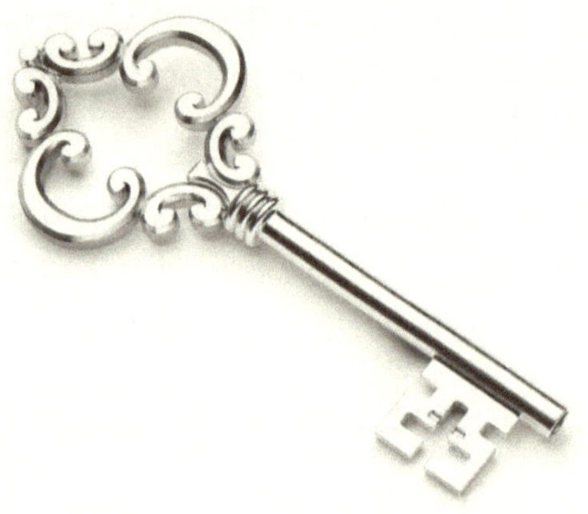

Quando alguns leem o Gênesis e vê escrito que deus fez o homem a sua semelhança então presos nesse mundo material acreditando que isso é uma realidade absoluta  se olham no espelho e olham suas doenças então pensa que há um homenzinho barbudo em cima de uma nuvem olhando lá de cima a tudo sabendo de tudo e acreditam que um dia iram poder viver eternamente de forma igual quando na verdade não percebem que todo esses dizeres e ensinamentos são como enigmas  pois se fosse assim estaria escrito que deus fez o homem a imagem do homem e não a de deus pois se deus é uma energia pura manifestada no cosmo descrito como um espirito sua natureza em essência e substancia assim como todas criaturas e figuras viventes nesse plano podemos compreender que fazemos parte dessa manifestação assim como a luz a chama do fogo precisa primeiro deixar de pensar que é a vela  mesmo ela fazendo parte do conjunto o que a passagem quer dizer é que você é a essência que esta acessa  e o que muito se preocupam nesse mundo é com a cera que está derretendo e um dia derretera por completo

Essa tal fagulha invisível que pode pôr fim tornar uma fumaça perdida no espaço é o que devemos nos preocupar essa sim retorna ao seu infinito onde assim poderá dizer agora vivo eternamente

Então você deve estar se perguntando então o que devo fazer quando a cera da minha vela se for e a chama que agora tenho se apagar e tornar apenas um último risco de fumaça vagando até se acabar

Pois bem , mesmo se poder vê-la a tal chama existente dentro de você pode sim continuar  existindo capitar boas energias é o que vai fazer com que ela se mantenha existindo até que outras mais  se junte e assim voltar a sua forma original e se tornar o novo deus

Mas muitos não percebem isso e quando se desprendem desse mundo vagam nas trevas porem ao contrário do privilegio que tem hoje de poder interagir com esse mundo ,não tem mais  braços e mãos para abrir uma porta olhos para ver ou boca para falar se tornam enfim prisioneiros e dependendo da forma em que desencarna podem ficar como assombração uma sombra tentando sugar energias daqueles que ainda a possuem ou de outros que também perderam as que tinham por tanto não desperdice sua chama, ela é seu passaporte sua chave, essa clave ou clavícula quanto mais a usar de forma errada estará gastando a oportunidade de algo melhor

As atitudes boas fazem a chave girar para o lado certo e abrir a porta enquanto atitudes erradas fazem girar para o lado contrário e fechar o portal para seu outro plano

Os seres humanos são os principais responsáveis pelo seu destino.

Nada é responsável pelas suas ações, busque sua libertação

# A meditação

Um dos fatores que está relacionada a meditação está o seu bem estar e saúde, muitos não notam e fazem apenas para alcançar um grau de calmaria e equilíbrio porém a meditação está além disso pois sabe-se que toda vibração energética se propaga pelo nosso corpo com isso não só a mente mas o corpo também se beneficia já que

descobre então que quando as preocupações e sentimento de culpa desaparecem enquanto medita ao ponto de chegar ao nível Alpha para alcançar tal maravilha combinada não pode trazer consigo a culpa e raiva esse desapego é necessário para que haja tal conexão quando isso acontece surge também a cura

pois a energia canalizada de forma negativa em nosso corpo é o que transforma a doença

por tanto ao alcançar tal controle de meditação consegue também adquirir um corpo sadio.

## MINDFULNESS

Ou Atenção Plena - é um estado onde treinamos qualidades de atenção ao momento presente e autocompaixão com experiências desafiadoras.

É uma técnica onde se torna um examinador de si , técnica de concentração , o auto analise em poder se observar sem reagir tentando ir contra as emoções como a raiva , essa ginastica cerebral  é importante , observar sem reagir desenvolvida por *Jon Kabat-Zinn,* um médico especialista ocidental em meditação Zen,

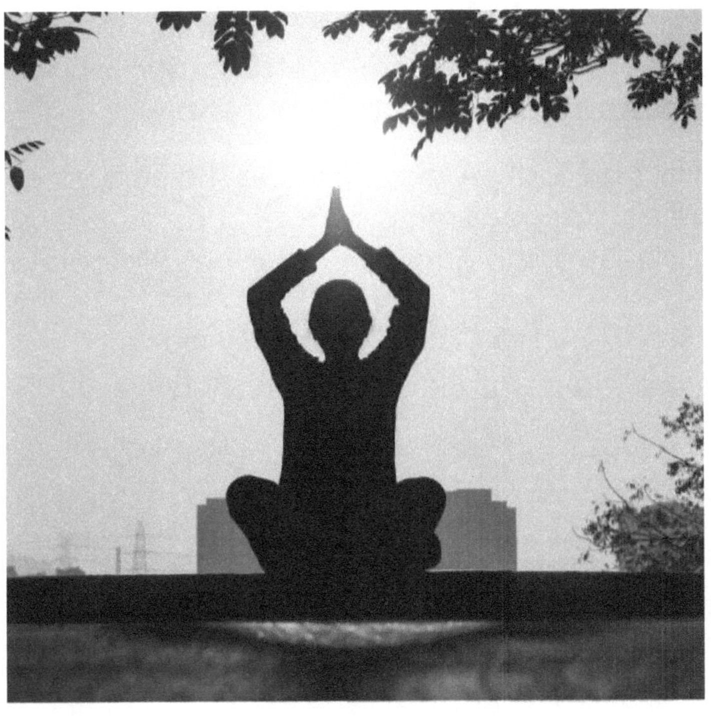

# Como o mindfulness age no cérebro?

Quando um indivíduo está estressado, suas atividades no córtex pré-frontal (região do cérebro que tem como função o pensamento planejado e consciente) reduzem de forma significativa.

Por sua vez, aquelas que ocorrem na amígdala, no cíngulo anterior do córtex e no hipotálamo – áreas que ativam respostas ao estresse – são aumentadas.

A meditação é capaz de inverter esses padrões, aumentando a atividade pré-frontal, o que pode calibrar e desativar a resposta biológica ao estresse.

O que isso significa? A possibilidade de reduzir o risco e a gravidade de doenças relacionadas a essas respostas, como problemas de pressão arterial e até a própria depressão.

## Como praticar o mindfulness?

Cultive a prática de gratidão pela manhã

A gratidão tem um forte poder em nossa vida, e esse poder passa pelas nossas mentes.

Ao acordar, pense em uma lista de pessoas e coisas que auxiliam você a se manter vivo e feliz no hoje.

Você pode agradecer pelo seu trabalho, amigos, família e finanças, ou qualquer coisa que seja realmente valiosa para você.

Permita-se sentir suas emoções

Pense em seus sentimentos e no que eles estão tentando lhe dizer.

Existe sabedoria nessas emoções? Por que você se sente assim?

Pratique a 'caminhada meditativa' onde quer que vá

Procure caminhar devagar e de maneira consciente, observando cada um de seus passos.

A prática da caminhada meditativa ajuda a se conectar com o momento presente, reduzindo tensões e ansiedades.

Conecte-se com a natureza

O **mindfulness** pode ser iniciado com a apreciação da natureza.

Presenteie-se com um tempo ao ar livre, sentindo o ar entrando e saindo de seus pulmões, respirando pausadamente o ar puro, concentrando-se no cheiro das plantas, na beleza do verde, nas texturas e nas sensações que o meio ambiente o pode proporcionar.

Alimente sua mente e alma com conteúdo saudáveis

Uma boa leitura pode ajudar você em vários aspectos.

Prefira comidas saudáveis e nutritivas

Nutrir-se adequadamente é indispensável.

Lembre-se que o estômago é o seu segundo cérebro

## Coloque-se em uma posição confortável

Você não precisa ficar em posição de lótus , procure uma posição que seja confortável a você em outro momento falarei sobre posições dos dedos ,pode sentar em uma poltrona se preferir ou quem sabe deitar na sua cama ou no chão não importa o importante é que se tinta bem a mente é o seu mensageiro dessa conexão ,as vezes o posição de lótus provoca formigamento nas pernas dor na lombar e incômodos que podem atrapalhar na sua concentração e roubar o foco ,  por tanto não se preocupe escolha a sua posição predileta que te faça sentir-se bem .

## Respire fundo e feche os olhos

Muitas meditações começam com o mesmo ritual já notaram? Inspire e expire devagar , prestando atenção nos movimentos do peito e da barriga   mas por que essa necessidade em criar essa combinação de movimentos como uma ordem unida militar tornando o corpo em um pêndulo de relógio como se desejassem criar uma auto hipnose nesse vai e vem do peito ,sim meu caro é isso mesmo que imaginou esse ato é uma hipnose e se   para isso precisa de um objeto porque não usar a batida do coração e o ritmo do próprio corpo   entrar em conexão com seu eu interno sem contar que as batidas do seu coração é 100% automáticas a frequência cardíaca varia  de 60 a 100 bmp dependendo da idade de cada indivíduo por tanto é um excelente marcador individual

## Se preferir, entoe um mantra

**Escolha uma palavra ou frase** repita várias vezes mas não de forma robótica e mecânica apenas quando perceber a mente em devaneio fugindo do foco o mantra funcionará da mesma maneira da respiração como uma ancora , para controlar a mente , se o ato de inspirar e expirar não for o suficiente para você dominar os pensamentos , procure alfo que tenha um significado , pode ser uma prece , um verso , uma palavra que represente um desejo ou intenção

Em uma meditação da compaixão, por exemplo, a sua ancora é o desejo de bem-estar direcionado para uma pessoa ou um grupo, repetindo a frase na esperança de curar e ajudar alguém.

---

*"Para o budismo, a mente é como um macaco doido, ela não para; vive pulando de galho em galho a meditação treina o seu macaco mental"*

---

## Mantenha-se a atenção plena no presente

**Meditar é situar -se no aqui e agora,** lembre-se sobre o que citei sobre o **Gato na caixa  de Schrödinger** , nem no passado nem  no futuro ,sinta o AGORA a respiração , os mantras, os sons ou sensações corporais são apenas um artifício para você ficar com sua mente o maior tempo possível no único tempo existente tentar isso é como parar o tempo por um minuto e se sentir como personagem da DC  The Flash  e vera coisas passando lentamente ao sua volta é claro que você não irá ver isso com os próprios olhos e sim uma **sensação** de euforia  aqueles que conseguem sentir isso em uma escama maior é chamado de o nirvana .

## A mente quântica

Segundo a física moderna o universo surgiu de um campo quântico fundamental um vaco que contém todas as possibilidades de tudo que já existiu ou poderia existir

Quando essa singularidade tomou consciência de si próprio desencadeou um colapso da função de onda e o universo surgiu o que muitos conhecem como **big bang** A origem e o fim de tudo  em um reino de uma mente mais pura e evoluída onde as coisas são imaginadas em um tempo espaço nesse reino onde ideias se desenvolvem se agrupam e por fim desaparecem é o que chamamos de nascer viver e morrer

E nisso tudo que é matéria irá viver esse ciclo de existência até mesmo uma rocha

Essa consciência cósmica universal que se manifesta em todos os objetos essa tal ser transcendentes que pertence ao todo e ao nada ao mesmo tempo está depositado também na alma de cada ser humano onde os dois são um

em um panteísmo de ideias

Para uma pessoa presa em dogmas onde acredita em um deus vingativo e conseguem louvar uma imagem como sagrada, mas não conseguem compreender essa grandiosidade que descrevo fica difícil aceitarem tal compreensão ficando assim tão ateus a verdade transcendental acorrentadas na matéria

Fica aí a pergunta porque um Deus tão poderoso criaria um mundo falso onde boa parte pensaria ser o único e verdadeiro até mesmo os crente enquanto o real poucos enxergam qual o sentido disso

Bem esse desafio talvez não seria valioso se já tem o prêmio em mãos é como participar de uma corrida já com a medalha de 1º lugar no peito

Tudo é maia não importa se dura uma hora ou um bilhão de anos é tudo ilusório é preciso tirar os véus

O carma é a lei das leis emanadas essa é a causalidade não existe um Deus bom para um e mal para outros o mal só existe depois de passar pela mente humana

O ato de criar boas causas realça o giro da chave para transcender e ter bons valores   o valor não é material o absoluto é uma descrição da necessidade que reflete o que precisamos seja em repouso ou manifestação absoluta.

O grande sopro é também o pensamento meta cósmico que está evoluindo como uma meditação o pensamento divido então se torna visível do invisível e o mundo das formas

Então parte do estado inativo para sua manifestação como uma aranha tecida sua própria teia na sua causalidade.

## A realidade

Todas as noites você quando sonha você morre e renasce.

Conhecer sua iniciação é saber se projetar entre o plano astral e o seu mundo que pensa ser o real , assim como um espelho que reflete sua imagem nos sonhos reflete seus temores  como sua semelhança  e personalidade  todos duelos  realizados no plano astral  dos sonhos  criam avisos cabalísticos  do caminho que está e precisa ser seguidos

Por isso que encontramos as vezes seres que já foram  em nossos sonhos por isso é preciso se conectar a libertação de certas pessoas  em cada degraus  que você se encontrar nos seus sete sub planos  você encontrará  possibilidades de entender e enfrentar seus desafios  nesse desdobramento astral

Normalmente costuma ser no sono profundo por isso que ocorre reflexo de coisas que ocorreu naquela existência do mesmo dia ou semanas próximas de uma forma sutil onde muitas vezes não conseguimos lembrar de boa parte desse sonho pelo fato de estarmos em outras dimensões.

Note que  nessa projeção  ilusória do mundo pôs morte existe sempre um trajeto  no sonho um ponto de onde se sai um caminho e um destino , ligados a quarta dimensão porem não conseguimos nunca retornar ao caminho que iniciamos por mais que tentamos  assim como a arvore da vida em meus 22 caminhos

Nesses caminhos de uma forma sutil irá surgir os obstáculos representados  pela sensação  sentimentos  ações, nessa densidade muitas vezes em forma de pesadelo tentamos despertar

As características estarão ligadas ao seu mentor astral como no plano s astral o espaço tempo ocorre em forma diferente isso tudo acontece em segundos quando despertamos parece ter sido uma longa história de um dia inteiro vivido

Esses mecanismos do mundo astral no qual conectamos vão transmitir mensagens ligados aos quatro elementos água, fogo, terra, ar

Toda energia vibrando nessa projeção é possível refletir no seu corpo físico.

O desprendimento ao materialismo é a forma de busca ao seu caminho oculto ao conhecimento e descobre seus conceitos mesmo sem saber formular de forma em manifestação mental é possível de forma satisfatória descobrindo os conceitos torna-se a mais claro

Cada um tem seu tempo de compreensão cada qual possui o seu caminho dentro de si o deslumbre da magia verdadeira pode ser compreendido muitos que leem esse livro verão de maneiras diferentes pois o grau mental de cada um está em escala distintas e particular.

Cada dia e cada noite que adormece e ela encontra os sonhos não percebe que morre e renasce todas as vezes e dentro desse sonho ligados ao reino superior das emanações onde apenas o pensamento guia os passos segue seu caminho nesses 22 que a cada noite circular passará repetidas vezes e sentirá a emanação dos 4 elementos cósmicos descrito em vezes como seu maior pesadelo criando ilusões nas quais confundirá até mesmo os mais sábios ,poucos estão preparados para compreender tal simbolismo e muitos viveram de forma despercebidas não notando que por de trás de tal oráculo divino se esconde

Energia com as mãos                    Despertar da Magia
também o segredo deixar você segue o caminho e também
é o próprio .

Se lerem A Tábua de Esmeralda, o livro lhes dirá que

a iniciação começa no fim de um túnel que não leva a lugar
nenhum.

Nada é físico tudo é energia   , o tudo e o nada fazem parte
de um só sistema .

# Samadhi



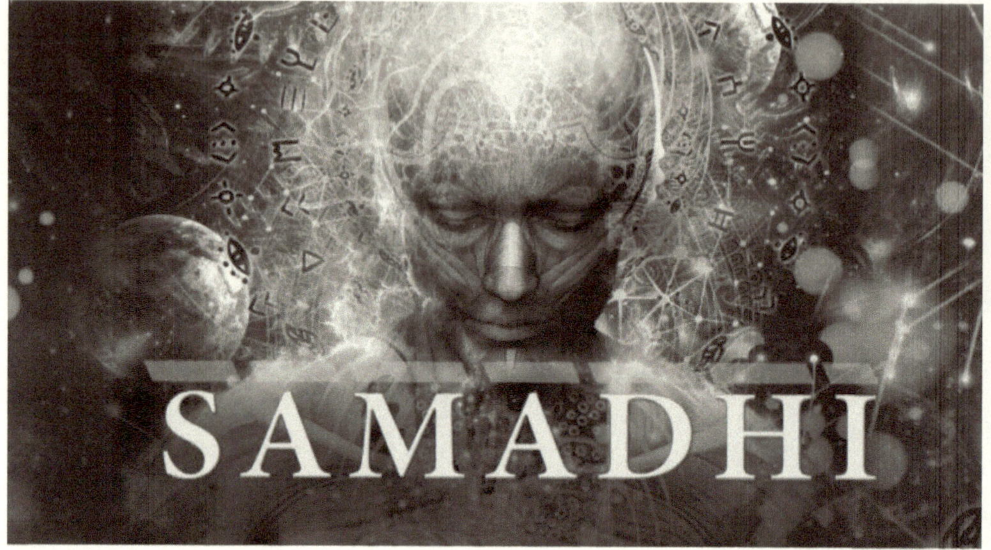


É um estado espiritual de consciência.

A mente humana é capaz de entrar nesse estado de absorção, ele é chamado de **samadhi** e um mestre de meditação é capaz de dominar a entrada da sua mente nesse estado. Esse fenômeno permite grandes insights, a realização de tarefas com maior desempenho, porém seu propósito maior é usá-lo para o entendimento da natureza do sujeito, o autoconhecimento ensinado pelo professor. Então o **samadhi** é algo que está disponível para toda mente, que em alguns campos também está presente na nossa vida e é um processo natural dentro do estudo tradicional de meditação.

Uma das maneiras mais práticas e fácil para alcançar Samadhi é praticando yoga,

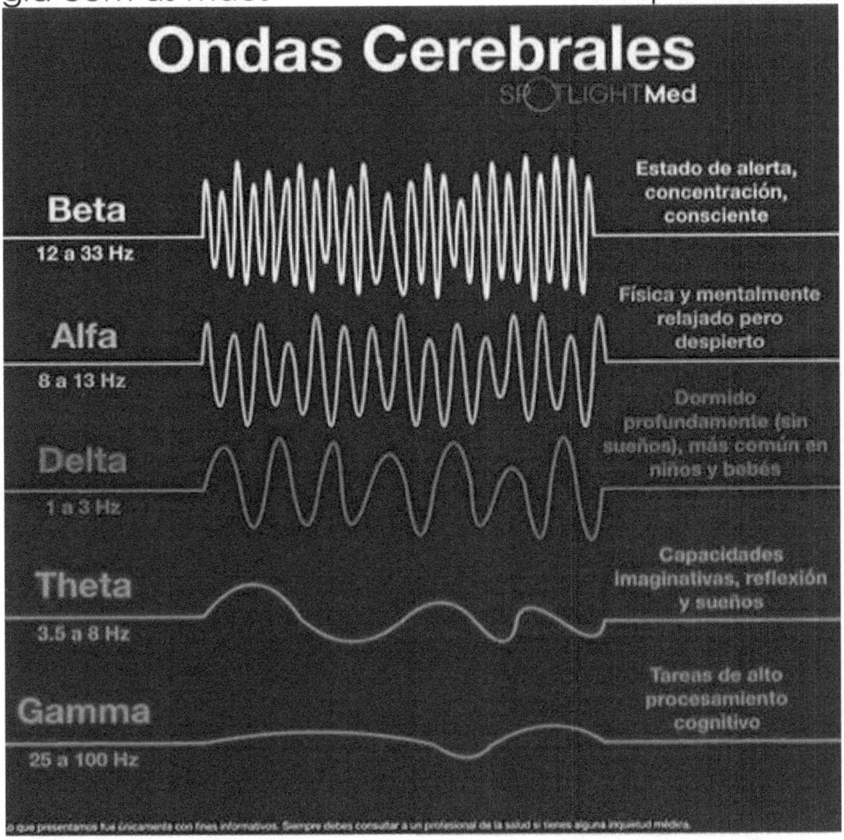

## O que são as ondas cerebrais?

As ondas cerebrais são ondas eletromagnéticas fornecidas pela atividade elétrica das células cerebrais. É possível medir a frequência dessas ondas elétricas por meio de ciclos por segundo ou Hertz (Hz). As ondas cerebrais modificam suas frequências permeadas pela atividade elétrica dos neurônios, já que a amplitude de cada tipo de onda se relaciona diretamente com as mudanças de estados de consciência.

Cada pessoa possui características individuais de atividade das ondas cerebrais. Essas características têm um protótipo e um ritmo, incorporando, frequências Delta, Theta, Alfa, Beta e Gama. Essas frequências aparecem em vários níveis, pois o cérebro está em constante adaptação diante das várias tarefas que o ser humano cumpre em seu dia a dia.

Confira, a seguir, as características e os principais momentos da atividade cerebral em que cada tipo de onda é identificado.

## Ondas Delta (1Hz a 3Hz)

Delta é a frequência mais baixa de ondas cerebrais e está ligada ao sono profundo, mas sem sonho. Algumas frequências Delta disponibilizam o hormônio do crescimento humano, chamado de HGH, que é bastante positivo para a reestruturação celular, enquanto dormimos. Isso fortalece o sistema imunológico e as nossas capacidades cognitivas. Esse tipo de onda é registrado com mais frequência em bebês e crianças.

Além disso, essa onda também está relacionada aos movimentos involuntários do organismo, como a respiração, o batimento cardíaco e a digestão. Pessoas cujo EEG indica picos altos de ondas Delta podem estar enfrentando problemas de aprendizagem ou TDAH (Transtorno de Déficit de Atenção com Hiperatividade). Se essas ondas estiverem em picos muito baixos, isso pode indicar um sono deficiente.

## Ondas Theta (3,5Hz a 8Hz)

As ondas Theta são geradas pela mente inconsciente. Esse tipo de onda é encontrado no processo anterior ao adormecimento e em sono profundo. É em Theta que ocorre uma conexão profunda com a nossa espiritualidade, com nossas emoções mais profundas, com nossas intuições e com o pensamento criativo.

Quando deixamos a mente "vagar", deixando os pensamentos passarem e imaginando uma porção de coisas, as ondas Theta "assumem o controle" da mente. Quando aparecem em picos muito elevados, podem estar associadas a quadros depressivos e de falta de atenção. Em picos muito baixos, relacionam-se à ansiedade e à baixa consciência emocional. Em níveis adequados, porém, as ondas Theta favorecem a inteligência emocional, a criatividade e a intuição.

## Ondas Alfa (8Hz a 13Hz)

As ondas Alfa são responsáveis por um estado de relaxamento profundo, como o que ocorre durante uma meditação ou oração. É nesse nível mais profundo que as áreas da inteligência, memória, criatividade, inspiração, percepção sensorial e intuição atuam. Trate-se de um momento intermediário entre o relaxamento e o sono, mas a pessoa ainda não está adormecida.

Níveis elevados de ondas Alfa podem nos deixar sem energia ou sem a atenção necessária para executar uma tarefa. Em compensação, níveis muito baixos desse tipo de onda indicam um estado de alerta excessivo, como nos casos de ansiedade, estresse e insônia. Em níveis adequados, por fim, as ondas Alfa promovem os estados mentais de relaxamento, visualização e meditação.

### Ondas Beta (12Hz a 33Hz)

Os três primeiros tipos de ondas são aqueles de frequências mais baixas, associados a atividades neuronais mais tranquilas, incluindo o estado de sono, de meditação e de relaxamento. As ondas Beta, por sua vez, já indicam um estado de vigília, consciência, foco e atenção.

Elas são imprescindíveis em procedimentos criativos, já que deixam a pessoa desperta, alerta e com a mente concentrada e pronta para executar trabalhos que necessitam de atenção redobrada ou para aprender a fazer algo. Esta é a onda da cognição e, por este motivo, estão presentes quando estudamos, trabalhamos, pensamos em estratégias, cozinhamos, dirigimos, entre outras atividades que exigem atenção.

Níveis altos de ondas Beta, contudo, podem ser problemáticos, pois indicam um estado de alerta intenso, que pode gerar crises de ansiedade, estresse e pânico. Níveis muito baixos, por sua vez, estão associados a relaxamento ou a baixa energia (quase um estado depressivo). Em níveis adequados, as ondas do tipo nos tornam mais atentos e concentrados para executar tarefas e resolver problemas.

## Ondas Gama (25Hz a 100Hz)

As ondas Gama (ou Gamma) possuem a maior onda de frequência, numa vibração extremamente rápida. A ciência ainda não tem muito a dizer sobre esse tipo de onda, já que não é tão comum captá-las nos eletroencefalogramas.

Essa frequência de onda está associada a tarefas que demandam alto poder cognitivo, aprendizagem, memória, capacidade de registrar informações, percepções pessoais e sentidos (processamento de estímulos auditivos, táteis e visuais). Indivíduos com problemas mentais ou de aprendizagem geralmente apresentam atividades em ondas Gama abaixo da média das pessoas.

Esse tipo de onda apresenta picos elevados em estados de felicidade intensa. Estudos também têm demonstrado que, na meditação budista, as ondas Gama promovem um estado de gentileza e de amor profundo por todos os seres.

Como é possível perceber, a mente humana é bastante complexa, de modo que as ondas cerebrais variam conforme a atividade que estamos desempenhando e os estados de consciência que ela nos exige.

Para extrair o que cada frequência pode nos oferecer de melhor, a dica é sempre o equilíbrio: ter atenção nas atividades que assim exigirem, saber a hora de relaxar para amenizar o estresse, ter momentos de meditação e dormir de forma profunda para que acordemos descansados no dia seguinte.

> *Se eu lhe dissesse que pensamentos curam mais do que remédios talvez você diria que é uma bobagem, mas irei lhe provar.*

se você olhar dentro do átomo, existem elétrons, prótons, nêutrons". E o que tem dentro? Energia. A ciência mais recente indica que o corpo responde à física quântica, não à newtoniana. A mente é energia. Quando você pensa, você transmite energia; e os pensamentos são mais poderosos que a química. Isso, é claro, é muito inconveniente para as empresas farmacêuticas globais, porque, se esse postulado fosse aceito, não poderiam vender seus produtos.

As próprias crenças se tornam um campo de energia, uma transmissão, e isso é transformado em um sinal que é capaz de mudar o organismo. Afinal, era assim que a cura funcionava antes do desenvolvimento da medicina. Pessoas curadas com xamãs, com as mãos ... mas isso não pode vender e é por isso que as empresas farmacêuticas não querem ir por esse caminho. Eles sabem que o pensamento

Energia com as mãos                    Despertar da Magia

positivo, o placebo, pode curar e também que o pensamento negativo pode matar. Se o médico lhe disser que você tem câncer, mesmo se você não tenha, se você acredita, você irá criar a química que causará o câncer".

---



---

# Mandala

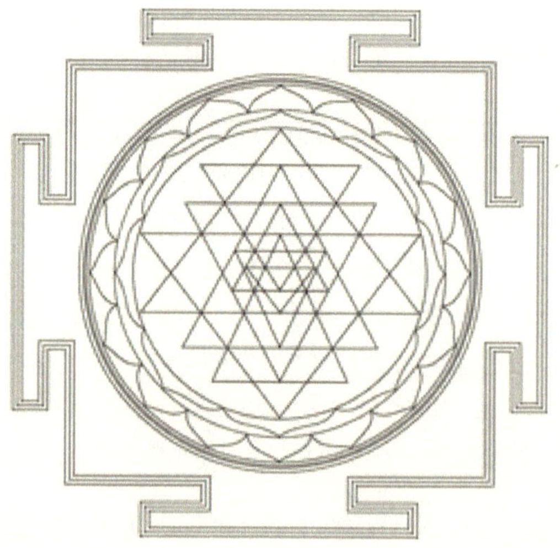

*Mandala*

Uma palavra sânscrita que significa literalmente "círculo", embora as traduções tibetanas geralmente a traduzam como "centro" ou, às vezes, "aquilo que cerca". É usado em ritos sagrados hindus e budistas e como auxílio na meditação. Embora existam muitas variações do padrão, o desenho básico compreende uma borda circular e um ou mais círculos concêntricos envolvendo um quadrado dividido em quatro triângulos; no centro de cada triângulo e no centro do mandala estão círculos adicionais contendo imagens de divindades ou símbolos delas.

Este esquema é a base de inúmeras variações, algumas parecendo jardins ou palácios e outras na forma de labirintos. Uma forma simples de **mand ??** ala é o *yantra*. Este é um termo sânscrito que significa literalmente um meio de segurar, suporte, instrumento ou motor, mas quando encontrado na escrita teosófica ou na filosofia hindu, refere-se a um diagrama místico. Esses diagramas destinam-se a canalizar as forças psíquicas por meio da visualização concentrada. Além disso, afirma-se que, por meio de intensa concentração na meditação, o diagrama pode ser reproduzido.

O *yantra* pode ser desenhado ou gravado em metal, pedra, pele, papel ou no chão. Sua estrutura pode ser considerada uma versão simples do MANDALA. É composto por uma série de triângulos, nove no **riyantra**, com quatro tendo o vértice para cima e cinco para baixo, cercados por uma série de círculos concêntricos que são enquadrados em um quadrado com quatro aberturas ou "portas"

O triângulo apontando para baixo simboliza o *yoni* ou **?? akti** (poder, energia, potência); o triângulo apontando para cima simboliza o princípio masculino, ®iva; o ponto central (**bindu**) significa **Brahman** indiferenciado. Assim, pode-se dizer que o *yantra* simboliza a manifestação cósmica a partir da unidade primordial, que é um conceito muito teosófico.

Com a ajuda da imaginação, uma pessoa pode controlar muitas condições e processos psicofisiológicos do corpo. Aprenda como ativar os *chakras* de maneira fácil e rápida e harmonizar sua condição.

## O que você pode fazer com sua imaginação?

Com a ajuda da imaginação, uma pessoa pode fazer tudo! Ele cria, cria, administra suas atividades, vida material e cultural. Com a ajuda da imaginação, são criadas obras de arte, arquitetura e pintura únicas. A imaginação impulsiona grandes descobertas científicas e a escrita de contos de fadas infantis comuns.

Com a ajuda da imaginação, você pode melhorar sua saúde, livrar-se de enfermidades e estados obsessivos, é indispensável para o autodesenvolvimento e diversas práticas meditativas. Além disso, a imaginação pode ajudar a ativar os chakras[1] e harmonizar o fluxo de energia.

## Como ativar os chakras usando a imaginação?

O método é muito simples e prático, mas requer que você seja capaz de visualizar[2] e um desejo de realizar sua intenção! A essência do método é girar apenas um chakra, que começa a girar o resto.

Se você seguir estritamente essas instruções, poderá obter resultados quase instantâneos.

## Sequência de execução:

1. Deve ser apresentado um fio de prata. Partindo do Muladhara[3], faça uma volta em torno de cada chakra com um fio, subindo gradualmente até o Sahasrara[4]. Não coloque um laço no Sahasrara.

2. Agora, sem perder a visão geral, concentre-se no chakra Sahasrara e comece a girá-lo rápida e rapidamente. É muito importante manter uma imagem clara.

3. Assim que o chacra coronário tiver sido fortemente destorcido, sem parar de girá-lo, coloque rapidamente o último laço nele e imagine como o fio é torcido com força no Sahasrara. Devido à forte rotação do Sahasrara, o chakra enrolará com muita força e

puxará o fio sobre si mesmo, o que, por sua vez, puxará e ativará o restante dos chakras.

# Viagem astral

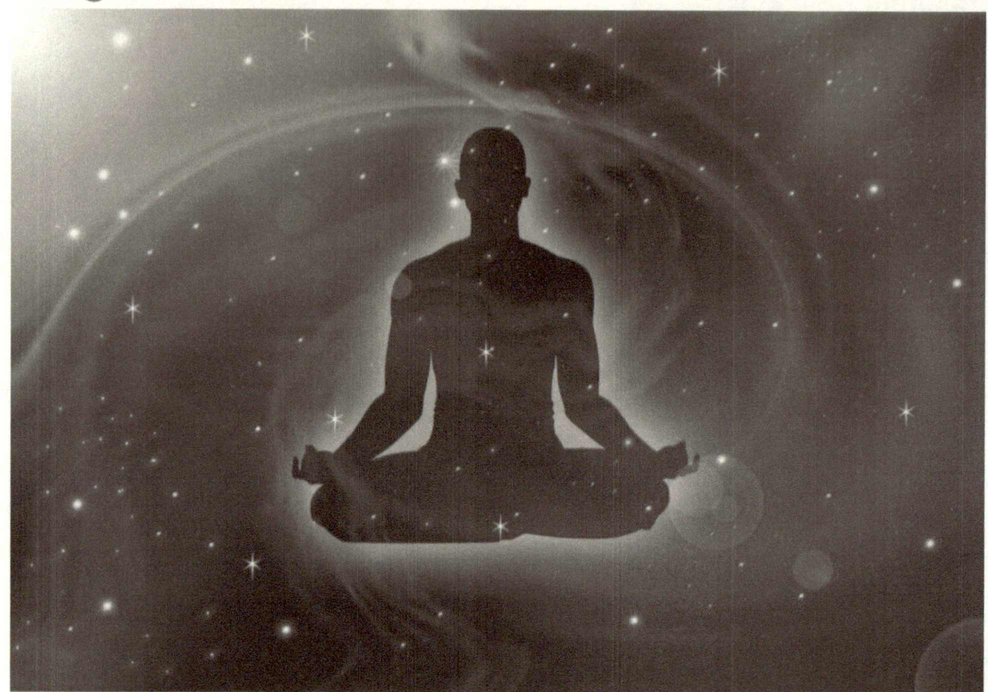

Nosso corpo é compreendido de duas formas:

(1) corpo físico

(2) corpo sutil

Acredita-se que a maioria de nossas ações que não são expressas por ação física e que podemos sentir apenas de forma borrada, são impulsionadas pelo corpo sutil! Sob essas ações, por exemplo, a imaginação bizarra e bizarra que surge em nossa mente, os sonhos bizarros vistos na hora de dormir, etc.

De acordo com o conceito tibetano, uma pessoa injeta sua alma (chamada lago, que é chamada de poder interior) de seu corpo físico por meio de um processo especial e pode enviá-lo para o local desejado pelo tempo desejado! Mesmo nesta fase, é completamente; O controle está sobre essa alma! Por meio desse processo, ele vai além do conceito físico de tempo e distância e é capaz de viajar para mundos estranhos por meio desse poder infinito! Todo esse processo é chamado de Projeção Astral!

A micro projeção costuma ser uma experiência maravilhosa. Porém, como qualquer coisa, leva tempo e esforço, bem como bom senso.

O corpo etérico pode viajar para qualquer lugar do mundo físico, movendo-se com a velocidade do pensamento, e pode colaborar com o físico de uma forma restrita.

O corpo astral não deixa o corpo físico, pois geralmente não é um corpo livre, embora seja o cérebro subconsciente e "se move" dentro do campo de consciência sem se mover de forma alguma. A consciência acabou, e com a consciência você pode estar em qualquer lugar. Na medida em que você precisa de um corpo, você tem que fazer um Corpo de Luz em sua mente criativa e depois simplesmente imaginá-lo fazendo o que você precisa, indo para onde você precisa.

Seja como for, o plano astral não é o mundo físico, e não possui a "robustez" do plano físico apesar de haver replicação. Em qualquer caso, podem aparecer coisas no astral que não estão no físico.

A projeção astral é diferente da viagem astral.

Durante a Viagem Astral, este corpo astral não se conecta com o outro lado das dimensões, mas na verdade se move (no plano astral) assim como um corpo físico. Lembre-se de que pode haver algumas diferenças no plano astral em relação ao plano físico e provavelmente você pode sentir algumas estruturas / lugares invisíveis lá.

## O que é a Projeção Astral?

Toda vez que dormimos, o corpo físico descansa, relaxa totalmente. O Corpo Astral que é a sede do espírito, sai no mundo astral para recarregar-se de energia cósmica. Portanto uma Projeção Astral é uma necessidade **parafisiológica**. É considerada uma projeção astral, a simples **descoincidência** dos corpos que pode ser até de milímetros.

Um sono não será reparador se o **psicossoma** (corpo astral) não recarregar todas as moléculas de energia cósmica.

Às vezes 15 minutos de sono é suficiente para revigorar as forças, outras pessoas precisam de 8 horas de sono, para uma reparação completa.

*O vento já se encerrou, mas a brisa ainda pode tocar seu rosto quando menos esperar*

Na projeção astral, o corpo astral deixa o físico. O corpo astral é um dos sete corpos envoltos que todos nós temos - já que somos todos multidimensionais. Esses corpos incluem o físico, mental, causal, etérico, emocional e espiritual.

O que descobri é que algumas pessoas podem fazer projeções astrais naturalmente - e já o fazem há anos. Outras pessoas têm medo de deixar o corpo físico e lutar com ele, nunca podendo se projetar astral. Essas pessoas deveriam tentar a visualização remota como alternativa.

Na projeção astral, você permanece preso ao corpo físico por um cordão de prata do tipo "umbilical" - embora talvez não o veja. Você viaja e fica ciente das coisas que encontra ao longo do caminho.

) O (

**Preparação para projeção astral**

**1. Superando o Medo:**
Supere todos os seus preconceitos sobre como será e supere quaisquer medos que você possa ter antes mesmo de pensar em fazer a primeira tentativa. O medo o impedirá de alcançar estados fora do corpo, então lide com suas preocupações primeiro! Eu sugiro que você passe um período de pelo menos um mês fazendo meditação diária e trabalhando em suas habilidades de visualização primeiro, isto irá preparar sua mente e ajudar a superar seu condicionamento mental.

**2. Qual é o seu objetivo?**
Se você sai de casa, geralmente sabe para onde quer ir, pode ser fazer compras, visitar um amigo ou simplesmente ir trabalhar. Da mesma forma, você precisará planejar sua jornada para Projeção Astral. Você quer ir a um determinado lugar? Isso pode ser bom se você planeja verificar os eventos após sua viagem. Ou talvez você

esteja planejando entrar nos Reinos Astrais longe da realidade da Terra para se comunicar com entidades astrais; ou possivelmente se você estiver trabalhando em um grupo, você pode querer entrar em um 'Templo Astral' mútuo para se comunicarem lá. A lista de possibilidades é infinita e também pode incluir algumas aplicações muito práticas.

### 3. Criando Proteção

Você pode lançar um círculo no espaço em que estará trabalhando antes de iniciar a jornada usando seu método usual. Você também pode fazer um amuleto para ajudá-lo e protegê-lo em sua jornada e, claro, pedir a ajuda e proteção da Deusa e do Deus.

### 4. Preparação

É importante certificar-se de que o espaço em que você vai trabalhar não seja perturbado e seja confortável, portanto, certifique-se de que esteja aquecido o suficiente, que haja ventilação suficiente e, se necessário, tranque a porta. Certifique-se também de que dormiu o suficiente!

### 5. Acalmar a mente

Use um método com o qual se sinta confortável para acalmar a mente, um método de meditação com o qual esteja familiarizado ou, alternativamente, medite na chama de uma vela. O exercício de Chakra fornecido posteriormente neste artigo também é muito útil!

### 6. O Método

Existem muitas maneiras diferentes, testadas e comprovadas, de obter experiências fora do corpo. O método do Corpo de Luz ensinado pela Golden Dawn é um dos métodos mais populares e muitas pessoas acham que funciona para eles. As etapas a seguir são baseadas no sistema Corpo de Luz. Se não funcionar da primeira vez, vale a pena lembrar que algumas pessoas levam muitos anos antes de terem sua primeira experiência, então vale a pena persistir. Você também pode fazer pesquisas adicionais sobre outros métodos.

Deite-se ou sente-se ereto em uma cadeira de encosto alto e fique à vontade. Feche os olhos e respire fundo algumas vezes para aprofundar o estado de relaxamento. Visualize uma imagem espelhada de si mesmo na sua frente (você pode querer praticar isso antes de começar a se olhar no espelho por um período de tempo, fechando os olhos e mantendo a imagem do reflexo em sua mente). Quando a imagem de seu corpo está clara na frente de você começar a transferir suas sensações corporais em seu duplo corpo, e então sentir a si mesmo, sua consciência e seus pensamentos se transferindo para este duplo corpo.

Quando você pode sentir todas as sensações corporais no corpo astral, você pode então começar sua jornada!

Embora o acima pareça simples, pode exigir muita prática e vale a pena se preparar para a experiência, mesmo que pareça muito trabalhoso! Ninguém disse que seria fácil!

Você também pode tentar uma combinação das seguintes opções para aumentar suas chances de sucesso. Tente experimentar métodos diferentes até encontrar o que funciona para você:

### Dieta

Em geral, acredita-se que o jejum, a ingestão apenas de alimentos vegetarianos e a abstenção de certas proteínas (especialmente nozes), açúcares e carboidratos auxiliam na obtenção de estados fora do corpo. Evite comer por pelo menos três a quatro horas antes de tentar a Projeção Astral, consumindo apenas água durante esse tempo.

### Exercícios de relaxamento muscular

Deite-se de costas, com os braços próximos ao corpo. Verifique se você está confortável e comece a respirar fundo. As respirações de inspiração e expiração devem ser rítmicas. Em seguida, começando com os dedos dos pés, tensione e relaxe todos os músculos do corpo, subindo até a cabeça.

### Força de Vontade

Instrua sua mente repetindo continuamente "Eu irei projetar astralmente" - as pessoas que usam esse método se deixam ficar obcecadas por ele e pessoalmente eu não o recomendaria!

### O corpo de energia e um exercício de chakra

Os chakras são centros de energia em nossos corpos sutis. Embora existam muitos chakras em nossos corpos para nossos propósitos, examinaremos os sete chakras principais que vão da base da coluna até logo acima de nossas cabeças. Manter nossos chakras em equilíbrio tem muitos benefícios de saúde e cura e, com o propósito de se preparar para a Projeção Astral, ajudará você a se tornar consciente de seu corpo energético e isso, por sua vez, permitirá que você projete seu corpo energético mais facilmente.

**Exercício de Viagem Astral**

Na projeção astral, o corpo astral deixa o físico. O corpo astral é um dos sete corpos envoltos que todos nós temos - já que somos todos multidimensionais. Esses corpos incluem o físico, mental, causal, etérico, emocional e espiritual.

O que descobri é que algumas pessoas podem fazer projeções astrais naturalmente - e já o fazem há anos. Outras pessoas têm medo de deixar o corpo físico e lutar com ele, nunca podendo se projetar astral.

Na projeção astral, você permanece preso ao corpo físico por um cordão de prata do tipo "umbilical" - embora talvez não o veja. Você viaja e fica ciente das coisas que encontra ao longo do caminho.

Para a projeção astral, como em todas as experiências extracorpóreas, é preciso sentir-se totalmente relaxado, com roupas confortáveis e reclináveis. Frequentemente, um consolador é melhor sobre o corpo, pois o corpo físico às vezes fica frio quando você viaja.

Você pode praticar sozinho ou com uma pessoa.

- Encontre um lugar tranquilo. . . livre de distrações. . .

- Ajuste a iluminação e a temperatura ambiente. . .

- Ajuste a roupa. . . calçado. . . Óculos.

- Sente-se ou deite-se. . .

- Encontre uma posição confortável para você. . .

- Acalme sua mente. . . Acalme seus pensamentos. . .

- Relaxe seu corpo. . .

- Seu rosto . . . sua mandíbula. . . relaxante. . .

- Seus ombros. . . seu pescoço . . . relaxado

- Seus braços . . . suas mãos . . . sinta-se em paz. . .

- Seu torso. . . seus quadris . . . deixando ir . . .

- Suas pernas . . . seus pés . . . totalmente relaxado. . .

- Concentre-se em sua respiração. . .

- Inspire lenta e profundamente pelo nariz. . .

- Retenha a respiração enquanto for confortável. . .

- Expire pela boca lenta e completamente. . .

- Repita por mais duas respirações. . . ou como é confortável.

- Deixe de lado o medo de deixar seu corpo físico.

- Lembre-se de seu projeto astral quando você dorme.

- Veja-se flutuando para longe de seu corpo físico.

- Você pode se sentir aliviado ou talvez ouvir um som ao sair

**Se você ficar com medo, pare, pois você não está pronto para a projeção astral.**

Qualquer coisa feita em metafísica deve ser confortável e fácil.

Se for estressante, deixe para lá por enquanto, pois você não está pronto.

**Primeira regra: você tem que desejar muito que aquilo aconteça**

**Segunda regra: deve acreditar que aquilo aconteça**

**Terceira regra: você tem que esperar que aconteça**

Criar um elo entre o plano astral e o mundo físico tem a ver também não apenas com a força do pensamento mas com a ideia em si , assim como o criador  fez todas as coisas do universo e você faz parte desse todo  dentro dessa partícula divina chamada consciência existe uma fração divina pronta para se manifestar por tanto quando você compreende essa importância e reconhece seu total valor percebendo que faz parte desse todo é possível criar coisas pois tudo parte do campo das ideias e se manifesta

Se mentalizar que   existe uma vaga no estacionamento ela vai estar lá

Lembre-se, não adianta penas desejar e acreditar, se você não trabalhar sua mente e criar a expectativa de que isso irá acontecer, não vai funcionar.

---

*"É necessário matar o assassino do real"*

---

O que realmente é real para você? aquilo que sente e pode ver ou algo mais além da sua própria mente?

Seu pensamento e seu celebro pode ser o que pensa ser você, mas será realmente que podemos simplificar toda psique humana em apenas desenvolver um raciocínio

Outros mundos estão perdidos invisível  da mesma forma que você vê uma pedra de um imã afastada se juntar a outra pedra igual e não intende como é possível isso essa tal energia invisível chamada pela ciência de magnetismo faz parte assim como a gravidade você pode saber que ela existe pois está lá movendo e fazendo coisas que permite o ser humano presenciar mas isso não quer dizer que o invisível não exista ele está lá apenas não pode ser visto diretamente com nossos olhos existem outras formas de ouvir a voz inteiros os gritos  desse mundo impede que a vemos e ouvimos mas está lá emitindo tons ,cores e significados  a sua essência.


## Gestos de Poder

# JNANA MUDRA:

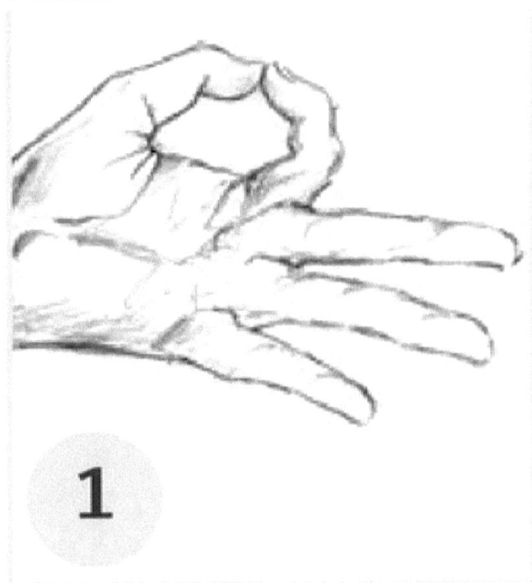



Gesto da Sabedoria ou Conhecimento Intuitivo. Equilibra os dois hemisférios cerebrais e acalma o sistema nervoso. Junte a ponta do polegar com a ponta do dedo indicador formando um círculo, estique os outros dedos.

## 1. PADMA MUDRA:

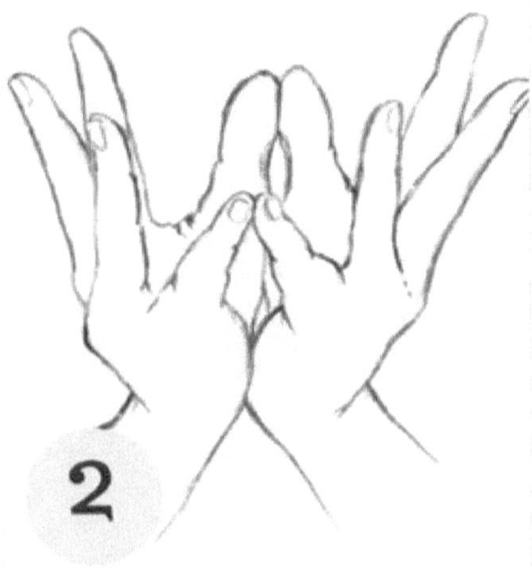

Gesto da Flor de Lotus. Abre o coração sutil, diminui a carga de tensão sobre o coração físico e cria expansão da caixa torácica. Junte os punhos, polegares e dedos mínimos e abra os outros dedos.

## 2. MATANGI MUDRA:

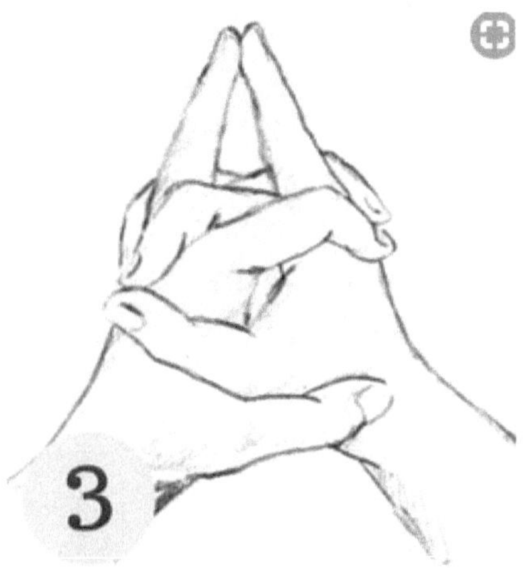

Gesto da Harmonia. Energiza a área do plexo solar e facilita a sensação de autoestima. Entrelace todos os dedos, estique e una os dedos médios em frente ao plexo solar.

### 3.  PRANA MUDRA:

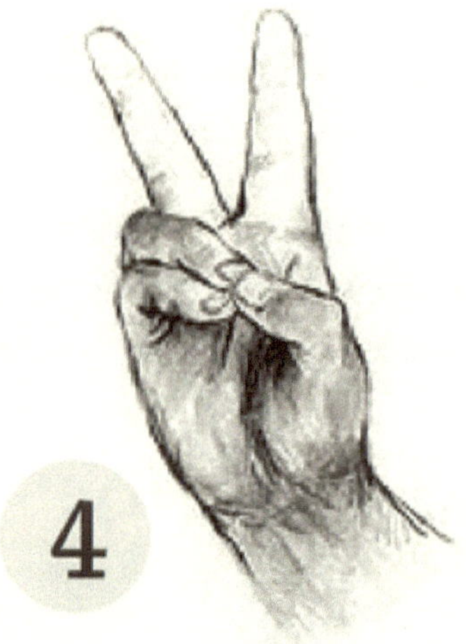

Gesto da Energia Vital ou Respiração. Facilita a expansão dos pulmões e de todo o sistema respiratório. Junte o polegar com os dedos mínimo e anular e estique os dedos médio e indicador.

## 4. MANDALA MUDRA:

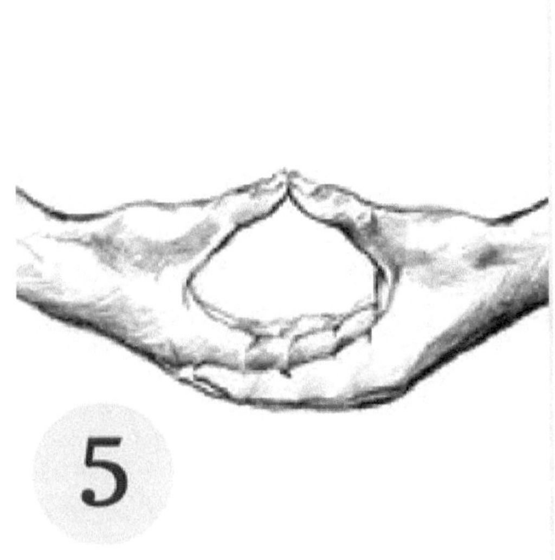


Gesto da Integração. Facilita a experiência de integração com todo o Universo. Repouse os quatro dedos da mão direita sobre os da mão esquerda. Una os polegares formando um círculo.

### 5.  KINI MUDRA:

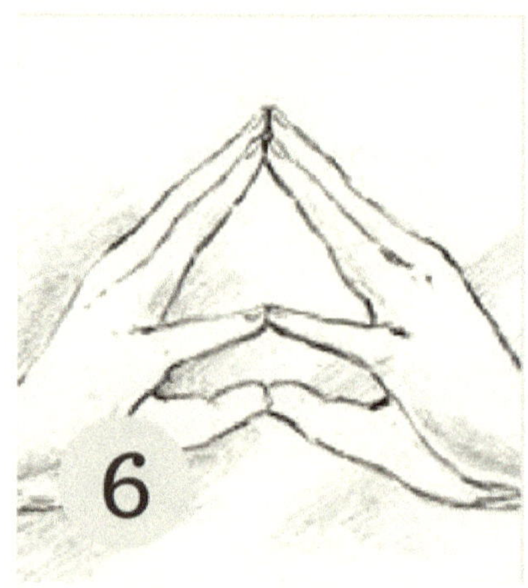

Facilita um estado de equilíbrio da glândula pituitária que consequentemente regula todo o sistema endócrino junte as pontas de todos os dedos.

### 6.  UTTARBODHI MUDRA:

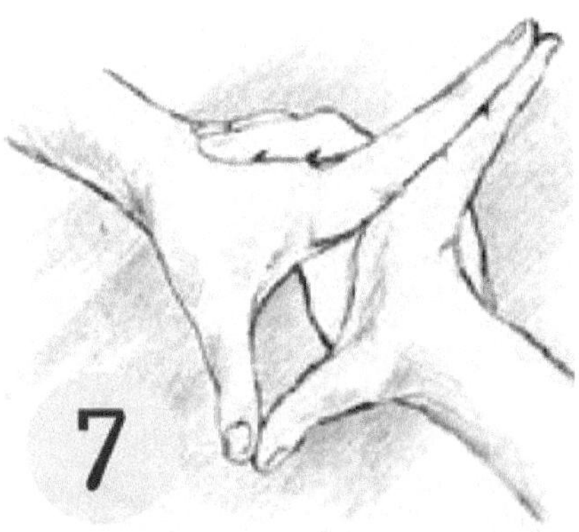

Gesto do Auto Fortalecimento. Ativa a glândula timo e aumenta a autoestima, promovendo a saúde do sistema imunológico.

 Entrelace só dedos para fora e estique os indicadores para cima e os polegares para baixo, colocando-os no esterno.

## 7. APANA MUDRA

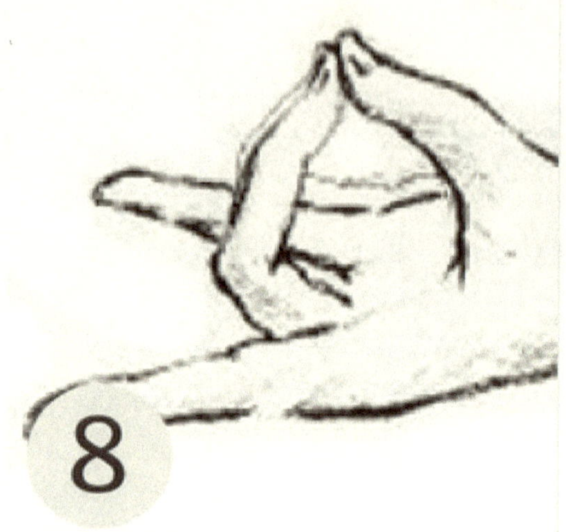

Gesto da Digestão. Estimula e facilita a finalização do processo de digestão, equilibrando a eliminação. As duas mãos - polegar toca dedos médio e anular.

## 8.  KARKATA MUDRA

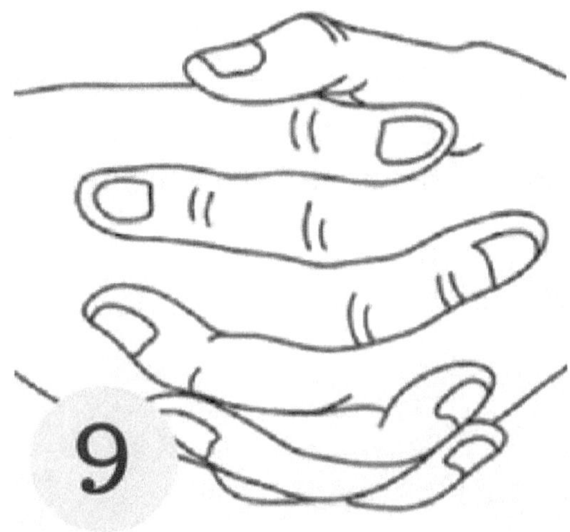

Gesto do Caranguejo. Gesto do equilíbrio Sexual. Estimula os canais de energia sexual, equilibra o sistema glandular e melhora a concentração.

Carregamos dentro de nós Deus e o Diabo.

Todo peregrino é um alquimista em busca de sua descoberta pessoal

## Teoria dos Cinco Movimentos.

A Teoria dos Cinco Movimentos, ou Cinco Fases, integra a base da teoria da Medicina Chinesa, e considera que o Universo é formado pelo movimento e transformação de cinco princípios básicos da natureza: Madeira, Fogo, Terra, Metal e Água.

Os Cinco Movimentos (Wu Xing) têm sua concepção baseada na evolução de fenômenos naturais, na maneira em que os aspectos que compõem a natureza geram e dominam uns aos outros.

- **MADEIRA**: Tem como características o Crescimento, o Desenvolvimento, a Expansão.
- **FOGO**: Significa Calor, "fluir para cima".
- **TERRA**: Por analogia significa Produzir, Transformar.
- **METAL**: Purificar, ser sólido e forte.
- **ÁGUA**: Fria, úmida, "fluir para baixo".

## Os cinco elementos (Wǔ Xíng 五行)

A teoria dos Cinco Movimentos explica que para que nenhum dos Movimentos se torne excessivo há a necessidade de um controle, que é feita de dois ciclos: o de geração, o de dominância

O Ciclo de Geração forma uma sequência em que cada movimento dá origem ou gera o seguinte, assim como é gerado da mesma forma. A este tipo de relacionamento, onde cada movimento gerado dá existência a outro movimento, os chineses denominaram relação Mãe-Filho,

Energia com as mãos                    Despertar da Magia

onde a mãe é o movimento que gera o filho é o movimento gerado. Ex: Água é mãe de Madeira, e esta é filha de Água.



Na Medicina Chinesa cada Órgão (*Zang*) e Víscera (*Fu*) do corpo humano, estão associados a um dos Cinco Movimentos (*Wu Xing*) descritos.

O Fígado (*Gan*) e a Vesícula Biliar (*Dan*) estão associados ao movimento Madeira, o Coração (*Xin*) e o Intestino Delgado (*Xiao Chang*) estão associados ao movimento Fogo, o Baço (PI) e o Estômago (*Wei*) estão associados ao movimento Terra, o Pulmão (*Fei*) e o Intestino Grosso (Da Chang) ao movimento Metal, o Rim (*Shen*) e a Bexiga (*Pang Guang*) ao movimento Água, o Pericárdio (*Xin Bao*) e o Triplo Aquecedor (*San Jiao*) também são associados ao movimento Fogo. Cada um dos cinco elementos aplicados à saúde possui aspectos de controle e influência sobre um órgão e uma víscera, uma emoção específica de nossa psique, funções específicas de nossos sentidos e estruturas de nosso corpo.

Quando um dos elementos apresenta algum desequilíbrio energético, uma série de funções, estrutura e aspectos sutis de nossa constituição é afetada de acordo com o elemento energético comprometido.

|            | MADEIRA        | FOGO            | TERRA          | METAL          | ÁGUA           |
|------------|----------------|-----------------|----------------|----------------|----------------|
| Órgão      | Fígado         | Coração         | Baço / Pâncreas| Pulmão         | Rim            |
| Víscera    | Vesícula B.    | Int. Delgado    | Estômago       | Int. Grosso    | Bexiga         |
| Sentindo   | Visão (olho)   | Palavra (língua)| Paladar (boca) | Olfato (nariz) | Audição        |
| Tecido     | Músculo / unha | Vasos Sang.     | Tec. Conjuntivo| Pele / pelos   | Ossos / Cabelo |
| Emoção     | Raiva          | Alegria         | Obsessão       | Tristeza       | Medo           |
| Som        | Grito          | Riso            | Canto          | Choro          | Gemido         |
| Secreção   | Lágrima        | Suor            | Saliva         | Muco           | Sêmen / Urina  |
| Estação    | Primavera      | Verão           | Meio- Verão    | Outono         | Inverno        |
| Direção    | Leste          | Sul             | Centro         | Oeste          | Norte          |
| Clima Perv.| Vento          | Calor           | Umidade        | Secura         | Frio           |
| Cor        | Verde          | Vermelho        | Amarelo        | Branco         | Negro          |
| Sabor      | Azedo          | Amargo          | Doce           | Picante        | Salgado        |
| Odor       | Rançoso        | Queimado        | Perfumado      | Carnoso        | Pútrido        |

## Vibrações

cientificamente falando ,uma frequência nada mais é que uma vibração de uma onda na  qual o número de vibrações por um intervalo de tempo resultará no espaço a tal velocidade , cria-se por tanto um Ritmo assim como ondas de rádio do seu aparelho telefônico a energia do espirito faz vibrar os elementos que as compõem,

Desta forma é fácil notar que a diferença entre duas matérias será apenas a intensidade dessa vibração da mesma forma se aplica aos sentimentos imagine que o AMOR E O ODIO são como a polaridade de um imã positivo negativo , norte sul  tudo é uma questão de frequência vibratória  inclusive o espirito vibra constantemente os elementos que compõem

Da mesma forma que uma música possui suas vibrações e reflete em seu corpo ,mesmo que seja uma canção escrita em uma língua que você desconhece ,mesmo assim você consegue pressentir se a música transmite uma energia alegre, de amor, melancólica e por ai vai tocando nosso coração .

Tudo vibra ,tudo está em constante movimento , nosso planeta está se movendo a uma velocidade de aproximadamente 1666 km/h oirem para nos parece estar parado mesmo podendo perceber seu movimento através das ondas do mar com a presença da gravidade entre a lua a a terra alguns acreditaram eternamente que não só está parado como se trata de algo plano

Tudo bem a velocidade é uma grandeza relativa e não absoluta e necessitamos de outros paramentos comparativos

107 mil km/h  é a velocidade que a terra faz em volta do sol que também  viaja em uma velocidade 69 mil km/h  levando 225 milhões de anos para completar uma volta ao redor da via lacta 777 mil é a velocidade que nossa via láctea está se momento nesse exato momento  isso quer dizer que estamos viajando  pelo  cosmo  a  aproximadamente  800  km/  por segundo

Mesmo assim se olhar para o céu em direção das três marias (Orion) tudo parece estar parado  imaginemos um ser além de nossa consciência podendo observar tudo isso ,no seu ponto de vista tudo estará estagnado também assim como você agora observar o monitor do seu notebook ou seu livro um  simples  ponto  da  letra  i  estaria  lá  parado  mas  se ampliarmos  tal  ponto  quantos  átomos  existem  lá  dentro vibrando representando aquele espaço

---

*Tudo que recebemos é um simples reflexo
divino dado de presente*

---

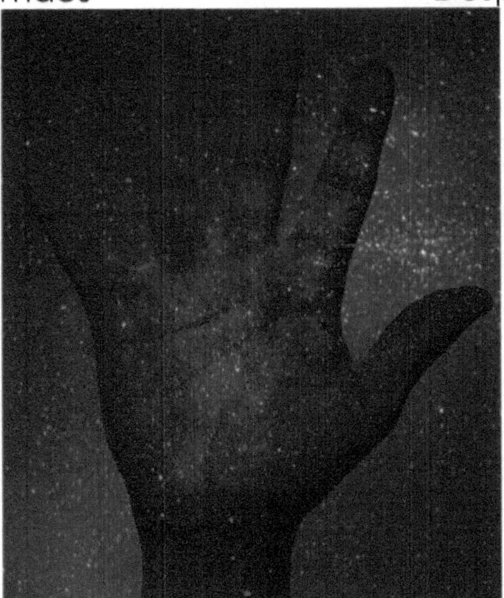

Tudo está vivo o átomo vibra e tudo que se movimenta vem de uma ação que não é percebido o ato de gesticular possibilita ativar aquilo que parece estar em repouso da substancia do universo

Dessa forma todas as coisas podem sessar sua existência, mas nunca sessar de ser o que é isso vale para uma coisa fixa ou algo abstrato assim como seu corpo deixará de existir um dia a doença também deixa de existir porem sua essência de **O SER**  permanece lá de outra forma

Assim sendo pode-se, contudo, alterar sua vibração

Mesmo que sua alma não compreenda tudo o que foi dito até então e sua plenitude não se preocupe, tudo tem o seu tempo cada um possui sua saga evolutiva em particular e em seu tempo sua alma será tocada no momento certo.

*"A harmonia no mundo físico e matemático dos sentidos é justiça no mundo espiritual. A justiça produz harmonia e a injustiça discórdia; a discórdia, numa escala cósmica, significa caos - aniquilação."*
*(Ísis sem Véu)*

## A frequência

 medida na unidade de Hartz é a taxa na qual essas oscilações ocorrem.

Com isso um átomo que está vibrando em uma taxa mais rápida possui uma frequência mais alta comparado a um outro vibrando mais lento

Essa diferença de vibração é importante que saibamos pois através desse conhecimento podemos perceber os benefícios a saúde que ela pode oferecer

NIKOLA TESLA através de experimentos extensos aos longos dos anos por movimentos e ressonância ele pode verificar que as vibrações físicas descobriram que poderiam ser usadas como remédio para curar a condição humana

da mesma forma que o contato com uma energia invisível de rádio ou uranio ocorrido em moscou pode causar problemas e até mesmo a morte a algumas pessoas, tais vibrações energéticas são capazes de salvar células

Sendo assim capaz de criar uma imunidade ao estresse e as infecções levando a clareza mental e condição física.

Toda energia na terra e eletro magnética

Por milhares de anos as civilizações antigas tinham esse conhecimento mesmo sem o uso da ciência e tecnologia dos tempos modernos eram capazes de trabalhar essas energias com uso de meditação dentre outros meios

Hans Jenny explica em seus experimentos, que todo ser humano em nosso corpo físico, emoções e processo de pensamento são como forma cismáticas organizadas por campos vibracionais subjacentes

para o ocultismo isso seria nossa ligação as quatros simbologia do tarot, **copas, espadas, pause moedas**.

Por esse motivo terapias podem aumentar níveis de endorfina  energia celular , sensação de bem estar melhorando as funções imunológica , dessa forma é possível compreender  que mesmo quando se ouve uma canção alegre mesmo que seja em um idioma que você não conhece sente vontade dançar ou uma canção triste ou mais romântica mesmo que não entenda consegue capitar a emoção de quem está cantando e a sente também .

É como andar descalço na beira na praia sentindo o bater das águas do mar nos pés (SAL), a *Haloterapia* ou terapia do sal ajuda a reforçar o sistema imunológico.

O sal é um cristal que tem o poder de neutralizar ondas eletromagnéticas e reciclar energias sutis. Na ausência de praia próxima para obter os benefícios de banhos energéticos, medidas caseiras de semelhante efeito pode ser usadas.

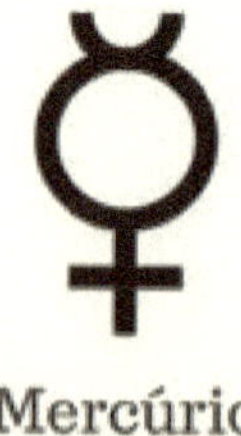

Mercúrio

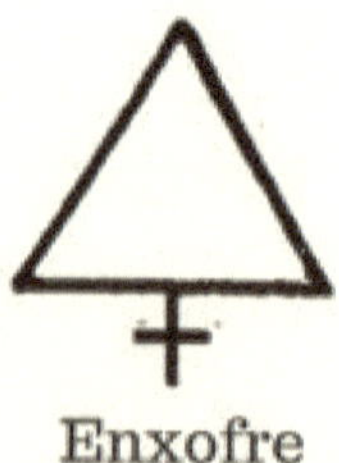

Enxofre

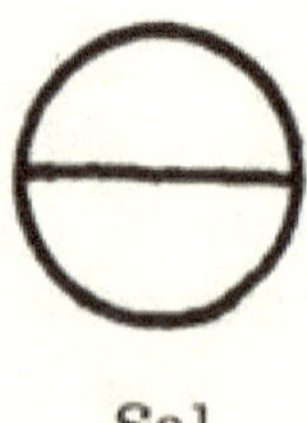

Sal

# JIN SHIN JYUTSU

A cura pelos dedos...

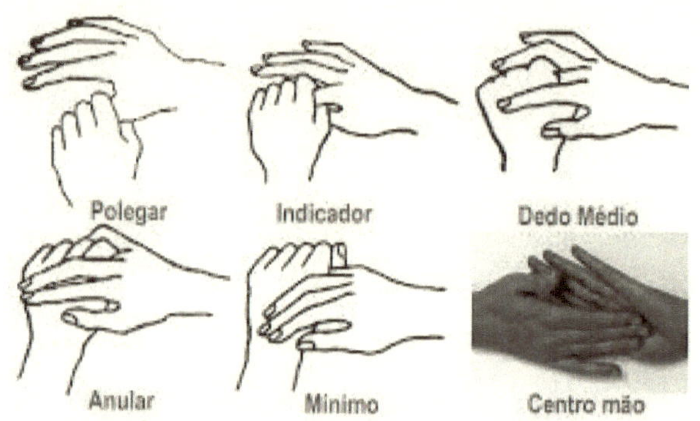


Comece pela mão esquerda. A intensidade do toque é firme e delicada. Imagine que você está segurando um passarinho. Não aperte. Depois que começar a pulsar, espere uns 3 minutos e então mude de dedo.

Memorize cada dedo e os órgãos a que eles se relacionam, pois é importante ter consciência da movimentação da energia no corpo, onde você está estimulando a passagem da energia. Segundo a fisio-filosofia Jin Shin Jyutsu, doenças são o resultado do fluxo irregular da energia no corpo.

| Dedos | Órgãos | Emoções |
|---|---|---|
| **Polegar** | Estomago e Baço | Preocupação |
| **Indicador** | Rim e Bexiga | Medo |
| **Médio** | Fígado e Vesícula Biliar | Raiva |
| **Anelar** | Pulmões e intestino grosso | Tristeza |
| **Mínimo** | Coração e intestino | Pretensão |

delgado

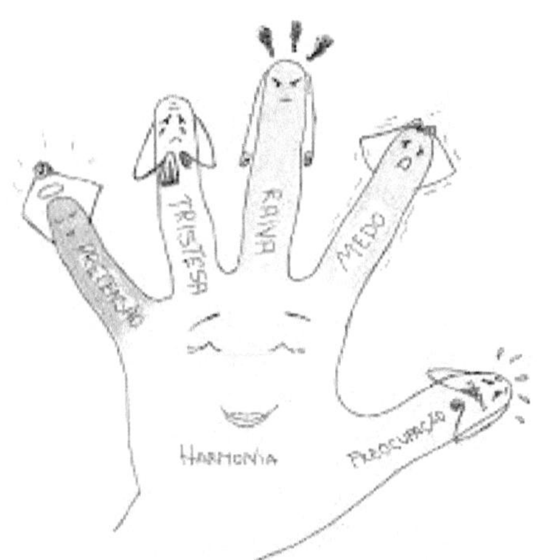


Envolva, suavemente, com uma mão, o dedo correspondente da mão oposta, por alguns minutos.

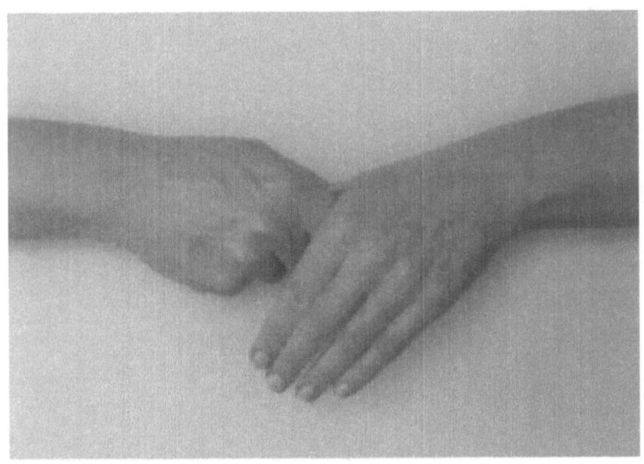

### Dedo polegar

Melhora a digestão de alimentos, ideias, pensamentos e emoções;
ajuda a dormir melhor e nos torna receptivos ao toque e

carinho.
Preocupações e 'ruminações mentais' desaparecem.
Ajuda estômago, baço e pâncreas.
Bloqueia uma dor de cabeça que está começando.

**Polegar:**

Ajuda a lutar contra emoções negativas, como o nervosismo e a preocupação.

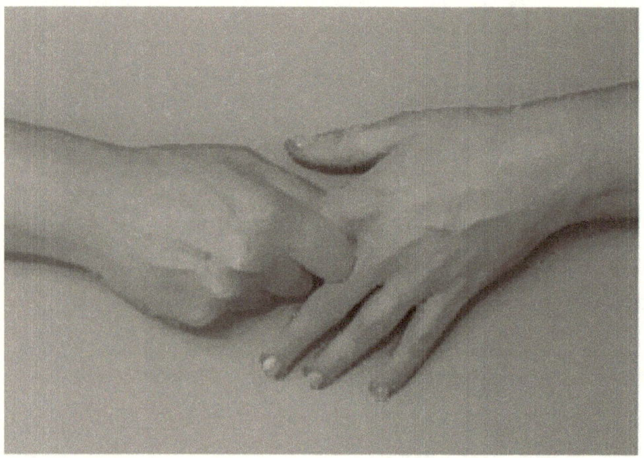

Dedo indicador
Traz coragem, fortalece o desejo de viver, harmoniza a circulação dos
fluidos corporais e o sistema muscular.
Dissolve o medo e as inseguranças.
Ajuda rim e bexiga. Evita uma dor nas costas que está iniciando.

**Indicador:**

Combate o medo e a insegurança.

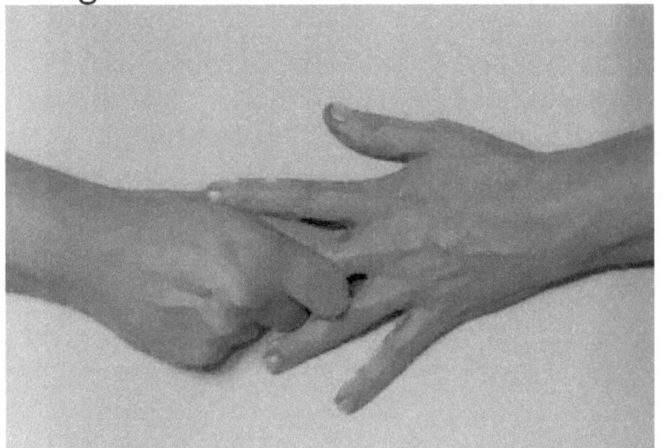

<u>Dedo médio</u>
Expande o sentimento de compaixão, a lucidez mental, a criatividade;
regula a harmonia interior do corpo.
**Dedo médio:**
Ajuda a controlar a raiva, a ira e a retomar o autocontrole.


Elimina a raiva, frustrações e irritabilidade.
Ajuda fígado e vesícula biliar.
Melhora a visão e revitaliza a fadiga geral.

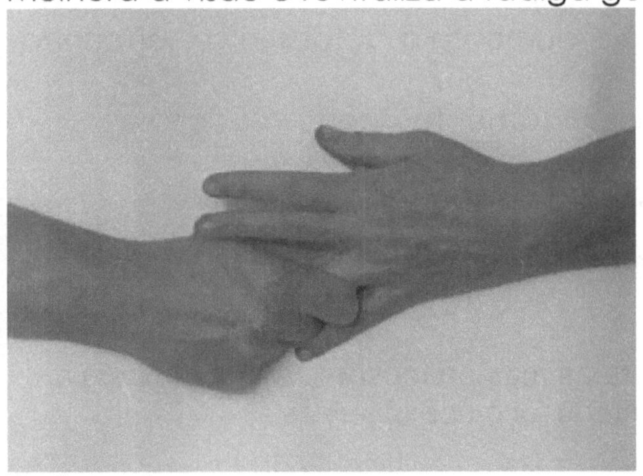

<u>Dedo anelar</u>
Promove a alegria, a esperança, o soltar do passado e o se

abrir ao novo;
dá vitalidade e energia ao corpo.
Afasta a tristeza, negatividade e o pesar.
Ajuda os pulmões e o intestino grosso.
Harmoniza a respiração e desconforto no ouvido.

**Dedo anelar:**

Ajuda a lidar com a depressão, a tristeza e a se acalmar na hora de tomar decisões.

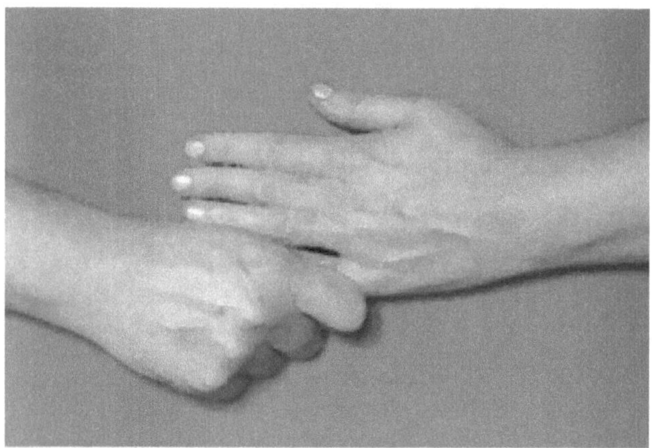

Dedo mínimo

Conecta com a intuição, aumenta a autoestima, harmoniza o sistema esquelético.
Termina com pretensão, julgamentos, comparações e esforço.
Ajuda coração e intestino delgado.

Evita uma dor de garganta que está iniciando.

**Dedo mínimo:**

Alivia a ansiedade e afasta as más pretensões. Ajuda também a ser mais positivo e a manter o foco nos objetivos.

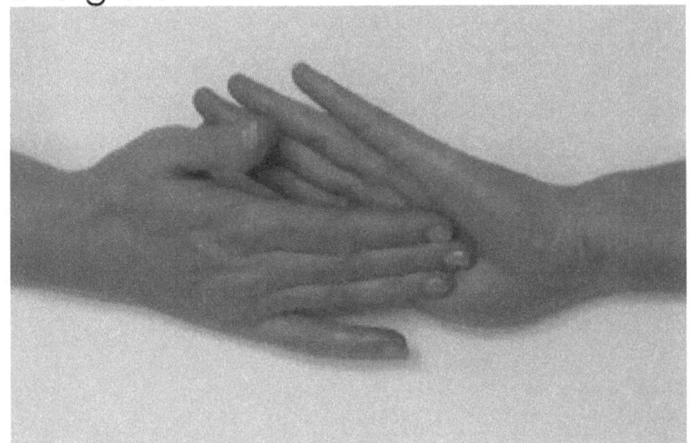

<u>Centro da palma da mão</u>

Traz sensação de paz profunda e de unidade com o
universo.
Dissolve o desânimo.
Ajuda diafragma e fluxo do umbigo.
Harmoniza corpo, mente e espírito mutuamente e com o
universo.

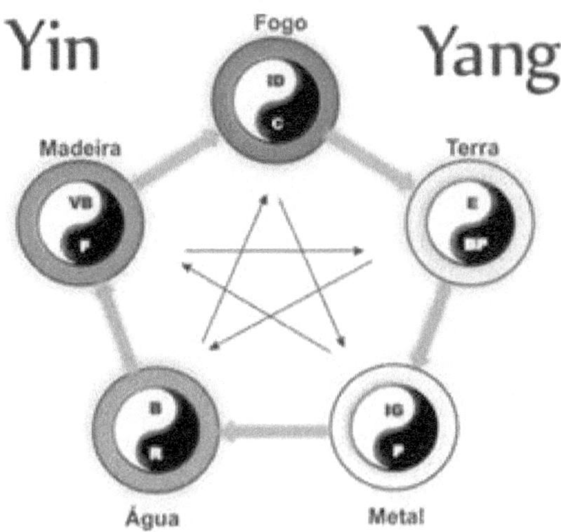

## Quais são os seus Demônios?

Já parou e pensou que talvez a máquina disso tudo seja você, onde cada qual busca algo mais do outro Ansiando por um especial em particular seja dinheiro, postura, status, sexo,  poder, intimidade, atenção de outros que nem conhece ,qual a engrenagem que te movimenta e te faz sair da cama  , os desejos são infinitos e nunca são satisfeito por mais que pense chegar a um lugar final a linha de chegada sempre se propaga para um novo além.

*O pensamento egóico impede expandir sua consciência*

**1- A Vítima –** Alguém que nega o seu próprio poder e, portanto, cristaliza-se na indecisão.

**2- O Orgulhoso –** Aquele que acredita na falsa ideia de que tudo deve corresponder às suas expectativas e, portanto, se frustra.

**3- O Ansioso –** Aquele que é viciado em futuro e rejeita o fluxo natural da vida e, portanto, se paralisa e paralisa a sua realidade.

**4- O Depressivo –** Aquele que alimenta raiva por não aceitar o que foi e, portanto, sucumbe à apatia da revolta internalizada.

**5- O Preocupado –** Aquele que quer ter o controle de tudo e, portanto, se descontrola.

**6- O Rejeitado –** Aquele que ainda não se aceitou e projeta tal responsabilidade sobre os outros e atrai mais daquilo que não quer, ou seja, rejeição.

**7-O Tímido –** Aquele que sofre do medo crônico de errar ou falhar. Para não ter que lidar com a constatação orgulhosa de que errou, se exime da sua própria expressão e, portanto, não cresce. Se esquece de que o erro é elemento evolutivo para o crescimento e superação,

**8- O Perfeccionista –** Aquele que possui um nível de exigência surreal consigo e com os outros. Invariavelmente recai na impotência e na solidão.

**9 – O Coitado –** Aquele que dirige a própria raiva sobre si mesmo. Geralmente por sentir muita raiva de si próprio, sente com muita facilidade raiva dos outros em forma de ressentimento.

**10- O Crítico –** Aquele que fechou os "olhos" internos para não se descobrir. Logo, julga e combate todos que refletem aspectos dele próprio que o mesmo não quer ver.


É preciso ter o esforço de si mesmo ,despertar a força divina a busca da sabedoria  está em saber que estamos em uma imersa ilusão ,não há uma busca onde não possa se privar de outra coisa nem pode trazer a felicidade o prazer no trabalho não serve se não tiver amigos e pessoas próximas para cultivar o que conquistou  o melhor objetivo da vida está em servir  , qual a razão em venerar o outro  a não ser satisfazer seu próprio desejo em alcançar  e aceitar  o seu deus dentro de si  , quando alcançar sua essência divina compreenderá que essa jornada não faz sentido sem contemplar tal riqueza  pois então toda matéria é vaidade seria como correr atrás do vento

Não precisa ter fortunas para alcançar o que você é realmente a fagulha está dentro de você não a deixe que apague.

Conheça-te a ti mesmo , siga os desejos do seu coração saiba que será julgado por tudo que  realizar, descubra que dobrar os joelhos te faz voar mais alto do que encostar os lábios ao chão e beijar o piso de quem te humilhou  , mas não  haja assim se for por covardia pois assim não valerá e sim com sabedoria .

A juventude passa um dia a todos não se iluda com a busca excessiva ao prazer falso

| ELEMENTOS | MADEIRA | FOGO | TERRA | METAL | ÁGUA |
|---|---|---|---|---|---|
| CLIMAS | Vento | Calor de Verão | Umidade | Secura | Frio |
| ESTAÇÕES | Primavera | Verão | Fim de estação, Verão prolongado | Outono | Inverno |
| EVOLUÇÃO | Nascimento Germinação | Crescimento Desenvolvimento | Transformação Mutação | Colheita, recolhimento, recepção | Estocagem, conservação, armazenamento |
| DIREÇÕES | Leste | Sul | Centro | Oeste | Norte |
| CORES | Verde (azul) | Vermelho | Amarelo | Branco | Preto |
| SABORES | Ácido | Amargo | Adocicado | Picante | Salgado |
| ODORES | Rançoso | Queimado | Perfumado | Carne crua - peixe | Podre |
| ANIMAIS DOMÉSTICOS | Ovelha | Frango | Boi | Cavalo ou cachorro | Porco |
| CEREAIS | Trigo | Milho | Aveia | Arroz | Soja |
| SOM | Grito | Riso | Cantoria | Choro | Gemido |
| MOVIMENTO | Centrífugo | Subida | Estabilidade | Centrípeto | Descida |
| YING/YANG | Yang mínimo | Yang máximo | Centro | Yin mínimo | Yin máximo |
| ORGÃO (ZANG) | Fígado (Gan) | Coração (Xin) Pericárdio (Xin Bao) | Baço (Pi) | Pulmão (Fei) | Rim (Shen) |
| VISCERA (FU) | Vesícula Biliar (Dan) | Intestino Delgado (Xiao Chang) Triplo aquecedor (San Jiao) | Estômago (Wei) | Intestino Grosso (Da Chang) | Bexiga (Pang Guang) |
| ORGÃOS DOS SENTIDOS | Olhos (Visão) | Língua (Fala) | Boca (Paladar) | Nariz (Olfato) | Ouvidos (Audição) |
| TECIDOS CORPORAIS | Ligamentos Tendões Músculos Aponeuroses | Vasos Sanguíneos | Carne | Pele | Ossos |
| ORNAMENTOS | Unhas | Face | Lábios | Pêlos | Cabelos |
| SENTIMENTOS | Ira | Alegria | Preocupação | Tristeza | Medo |
| SECREÇÕES | Lágrimas | Suor | Saliva | Secreção Nasal | Escarro |
| MENTAL | Hun | Shen | Yi | Po | Zhi |

*Lembre-se que o carma negativo só pode ser
anulado através de compensação*

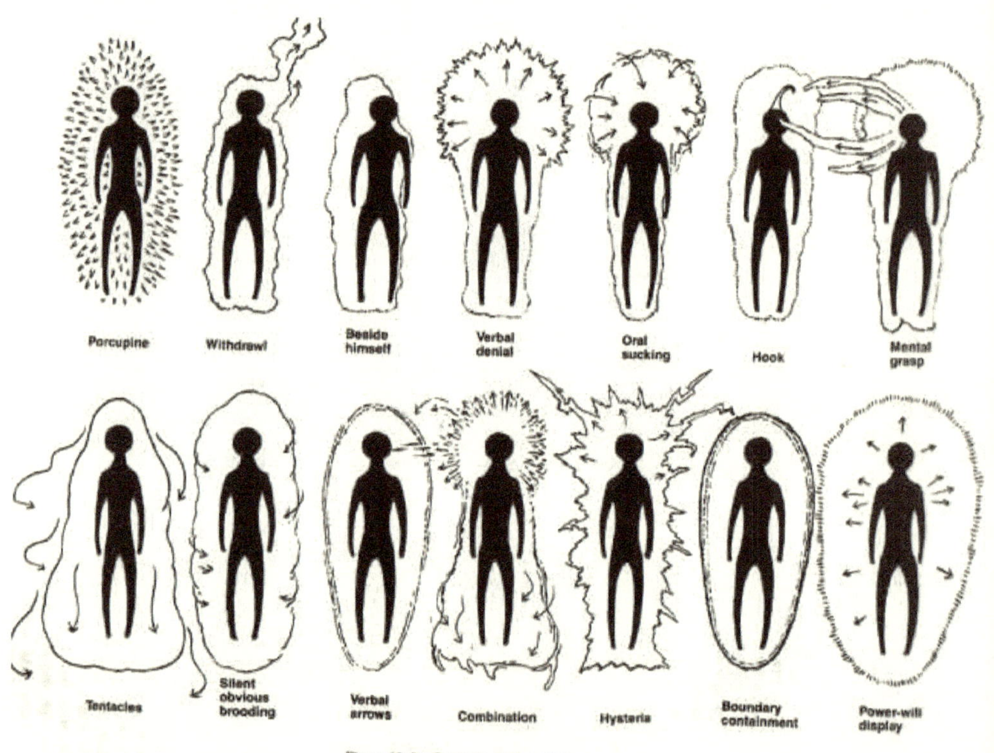


Figure 12-3: Energetic Defense Systems

O campo áurico, a energia imediatamente emanada pelo
corpo, é marcado pelas colorações, formas e densidade das
energias que geramos através de nossos pensamentos e
sentimentos.

*Muitas vezes estamos como Rapunzel presos
em nosso corpo simbolizado como a torre
onde o pensamento não vai além das janelas*

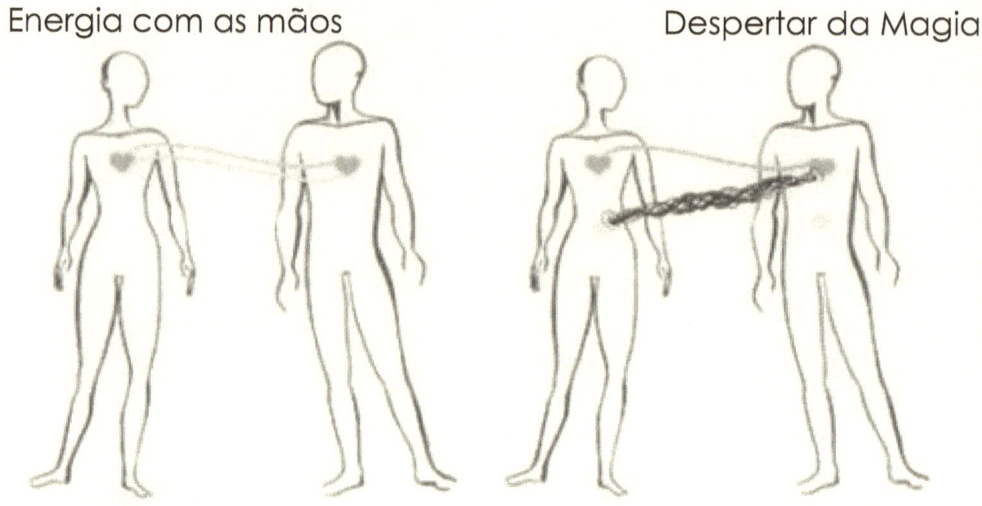



Saúde alternativa:

Quando o cordão está saudável, pode criar uma **troca vibrante de fonte energética,** mas quando o cordão não é saudável, muitas vezes pode levar à sensação de controle ou esgotamento de energia.

Estamos constantemente criando cordões com muitas pessoas e até objetos, mas se você se sentir atraído de volta a um relacionamento doentio, ou quiser **quebrar padrões** ou vícios **negativos**, ou sentir uma forte conexão psíquica com alguém que está drenando sua energia, um ritual de corte do cordão pode ser benéfico.

Especialmente quando se trata de relacionamentos, cortar o cordão pode ajudar a **quebrar os apegos energéticos** criados e pode ajudá-lo a seguir em frente para receber novas oportunidades em sua vida.

Aprender a visualizar o **Algo** saldável ao seu redor é fundamental para que possa constituir um bom equilíbrio

Seja uma pessoa um animal de estimação ou até mesmo as coisas não vivas , sim isso mesmo  que ouviu pode ser um quadro na parede que você ganhou de alguém especial em um cero momento de sua vida e se essa pessoa já não pertence mais e faz parte de sua trajetória é sempre bom rever o que exatamente  aquilo significa e simboliza para você

Conheço uma história de um rapaz que conheceu uma garota e namoravam ela havia dado alguns presentes a ele entre eles uma carta que contava sobre eles, porém com o tempo eles terminaram, mesmo assim ele guardou a carta em sua escrivaninha no quarto ao lado de sua cama

Porém o termino não havia sido algo tão fácil e bom para ambos  pois haviam traições a magoas  que não foram superados ,contudo a garota perdeu a vida um tempo depois em um acidente te carro  e nenhum dos dois teve tempo de se desculpar um do outro pelo que tinham cometido

No entanto a carta continuava guardada lá em sua casa e o que era para ser uma boa recordação e ter momentos prazerosos nostálgicos  não existia pois quase nunca tinha tempo ou lembrava de abrir a carta  e com isso energias negativas  rondavam o ambiente fazendo com que ele adoecesse  mais vezes do que o normal  sentindo-se fadigado , sempre cansado e desaminado todas as vezes que estava em sua casa não sentia vontade de sair de lá por mais que amigos o chamam sempre arrumava um desculpa

E o  mais estranho nisso é que ele dizia a si mesmo que precisava mudar que da próxima vez iria aceitar o convite ,Ele demorou para entender o que o perturbava de verdade e quando eu disse que ele precisava  se livrar  de alguns pertences antigos que a ligava com ela ele relutou mas depois conseguiu aos poucos ir se desfazendo de cada objeto que tinha  e fazia essa conexão  voltando a ter uma vida mais saudável

As velhas histórias de casarões antigos mal assombrado faz todo sentido depois que compreendemos que a energia emanada por uma alma viva ainda continua em atividade mesmo quando a pessoa se desprende do corpo material

*"Nada se cria, tudo se transforma*
*"Lavoisier*

## A alma precisa berrar as vezes para alcançar o macrocosmo

Pedi a ele que quando estivesse sozinho em sua casa prendesse a respiração  se concentrasse nos momentos bons que tiveram tentasse esquecer os momentos ruins e brigas  e mentalidade uma plena harmonia entre os dois  em uma situação perfeita de saúde e bem estar  até chegar ao ponto do corpo exigir ar ,sua mente criara um berro psíquico uma verdadeira energia que grita  para onde ela realmente deve ir

Por fim o s respiro volta e toda viração energética ressoará a seu favor

Às vezes é preciso fazer várias vezes e dependendo do grau de sintonia e equilíbrio que esteja passando irá sentir de maneiras distintas

Quando o perguntei o que ele havia sentido ele me respondeu  que conseguiu sentir o  gosto do cigarro em sua boca mesmo não sendo uma pessoa fumante  disse-me que ela fumava  e conseguiu fazer uma associação de quando se beijavam e eram felizes com o passar do tempo ele conseguiu a voltar em equilíbrio

Observem que essa técnica pode ser usada também para uma pessoa queria que não está bem de saúde utilizando esse método de meditação imaginar uma pessoa que está reclamando de dores no corpo inchaços  ou coisas do tipo experimente e terá ótimas surpresas  feitas da maneira certa é claro você também precisa estar e pleno equilíbrio para que possa manifestar  tal energia  boa ou então  pode ter efeito nenhum ou pior efeito contrário  .

Assim como uma arvore possui suas folhas na arvore da vida as almas são as folhas

**DO-IN**

Energia com as mãos

É possivelmente a mais simples e eficaz técnica de automassagem conhecida pelo homem para a restauração da sua saúde

Nascido com o despertar da consciência no homem sua pratica desenvolvesse na China difundindo-se por todo oriente inclusive no Tibete onde madame **Blavatsky** aprimorou a arte da cura

## Ansiedade, Angustia

Ponto: C7

Técnica:    Pressão contínua com a unha do polegar. (Sedação)

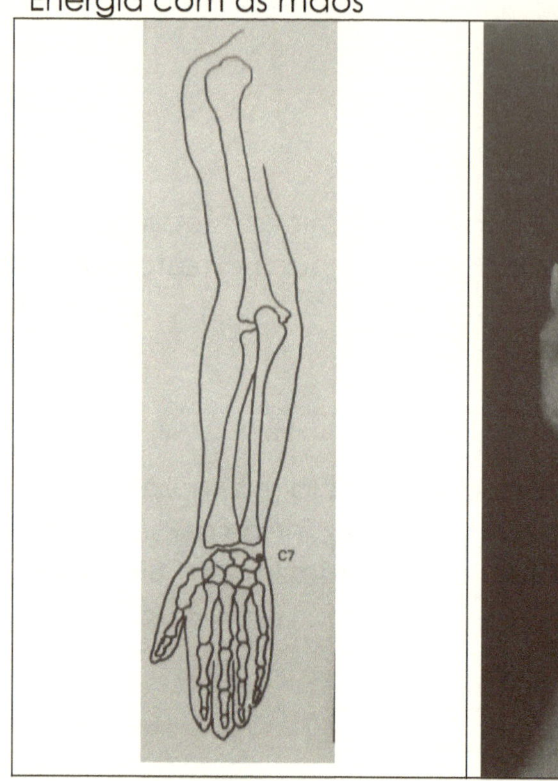

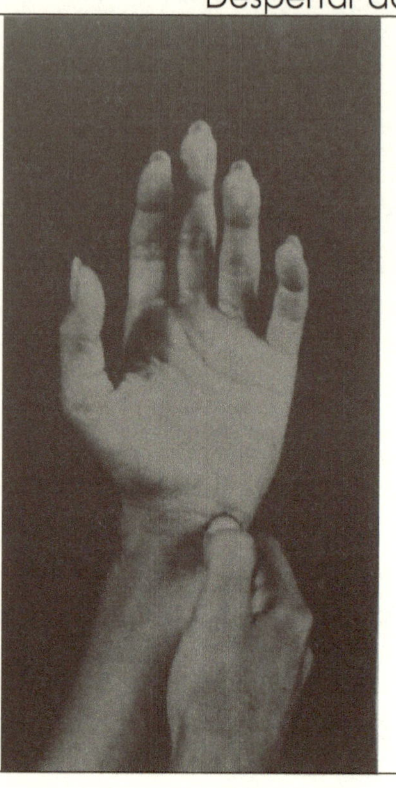
C7

Angina Aguda

Ponto 11

Técnica: Pressão contínua com a unha do polegar. (sedação)

Também indicado

P1- pressão contínua com polpa do polegar. (Sedação)

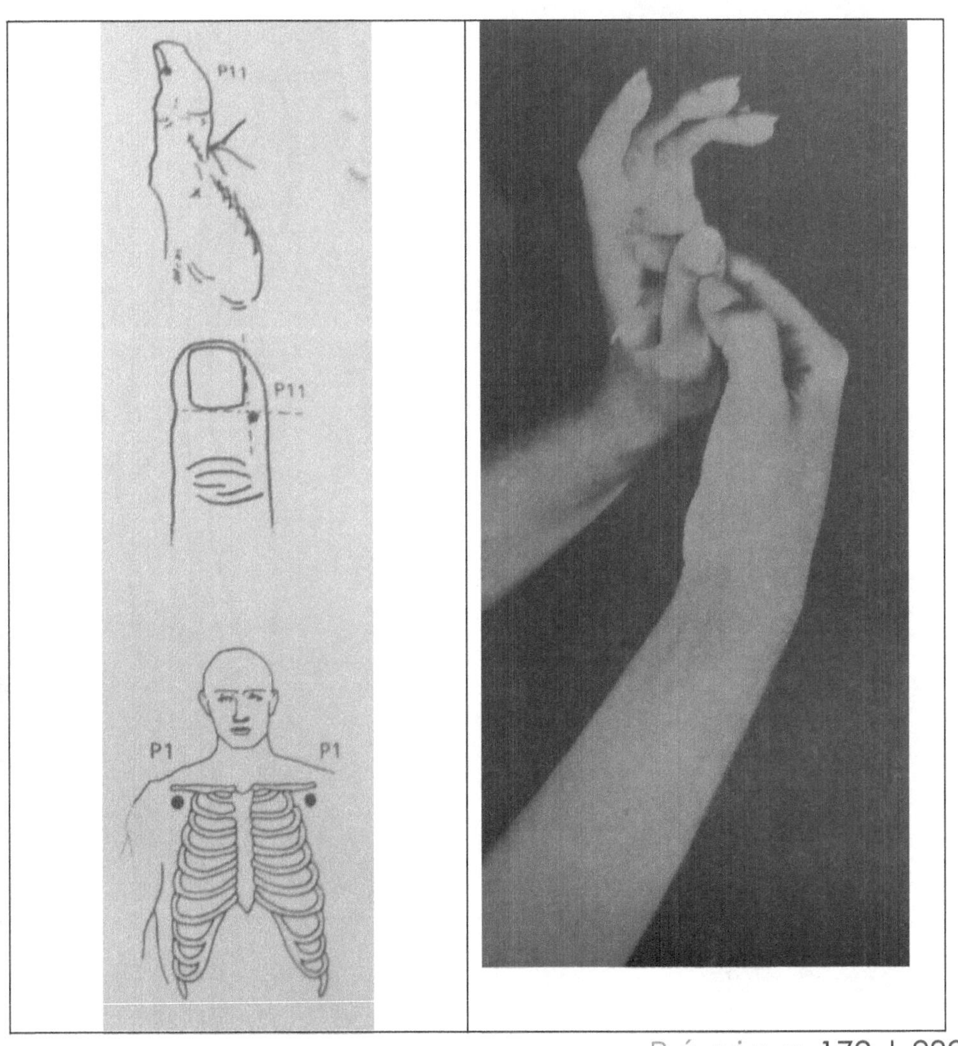

Asma

Ponto: VC22

Técnica: Com o dedo médio, pressionar profundamente, depois massagear para baixo. (sedação)

Também indicado

P1- pressão contínua com a polpa do polegar. (Sedação)

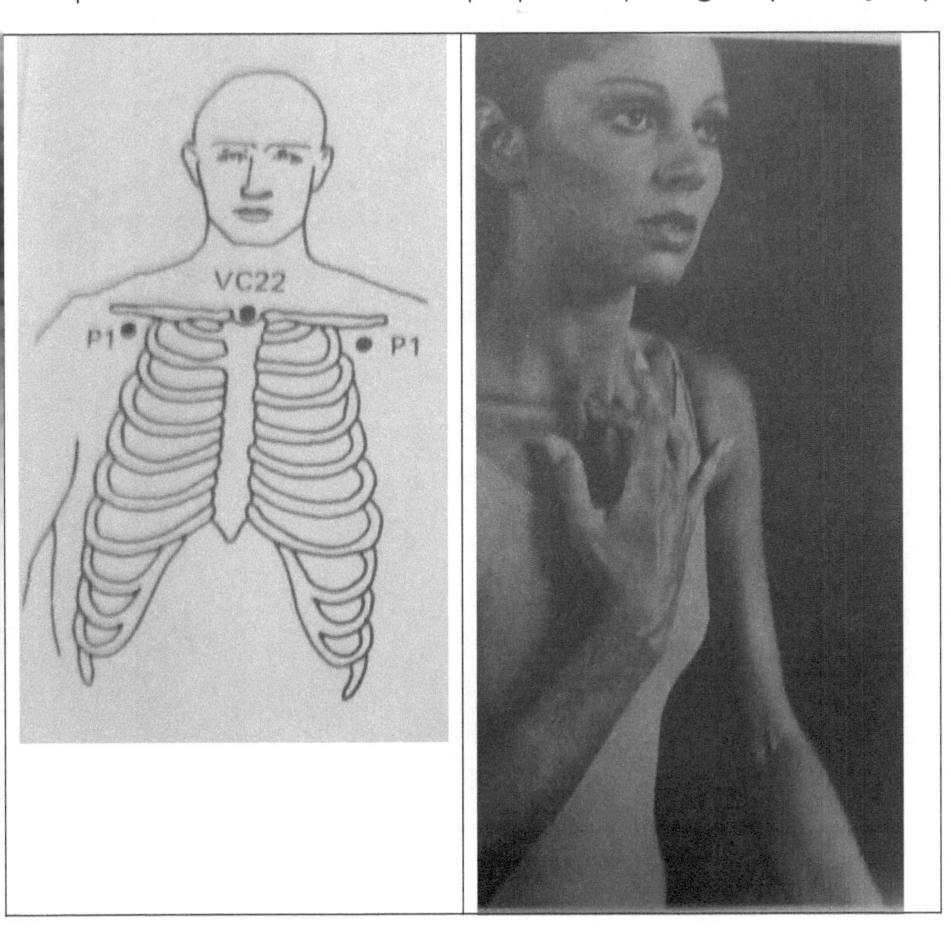

# Falta de ar

Ponto: VC17

Técnica: com a polpa do polegar, pressionar repetidamente, expirando. (Tonificação)

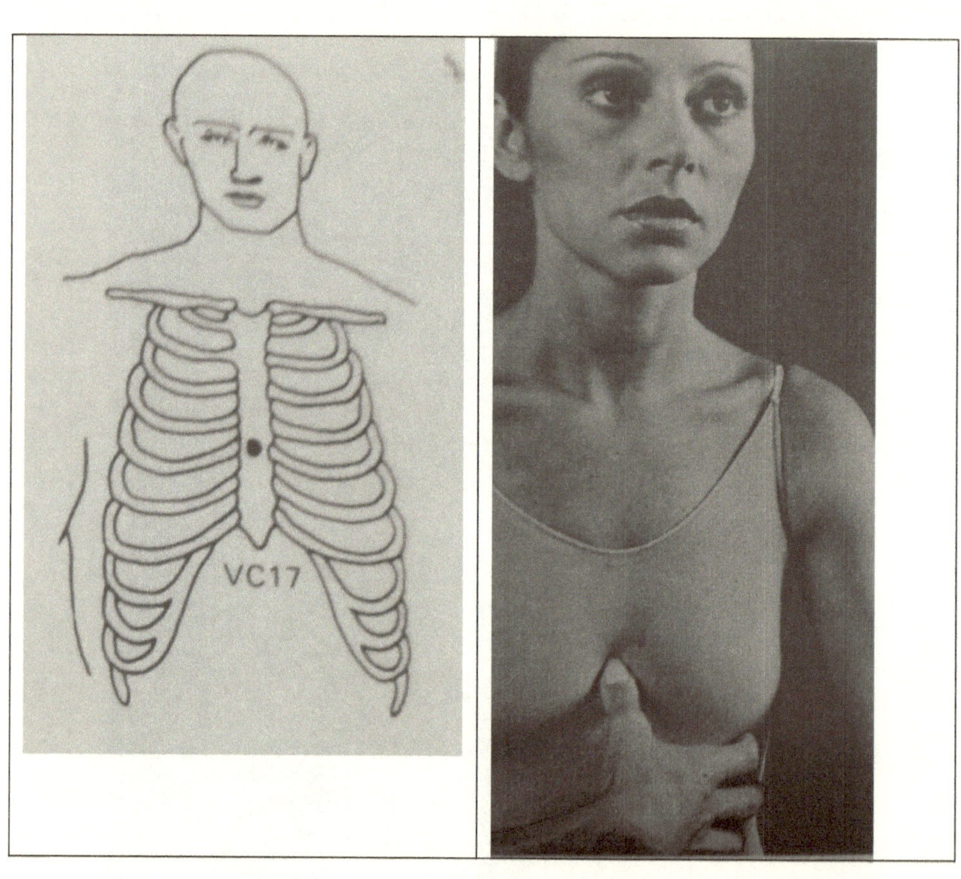

Bronquite

# Método 1
Ponto: R22 a R27

Técnica: Com a ponta dos dedos, pressionar repetidamente toda a série de baixo para cima, seguindo a linha do meridiano.

Repetir várias vezes. (Tonificação)

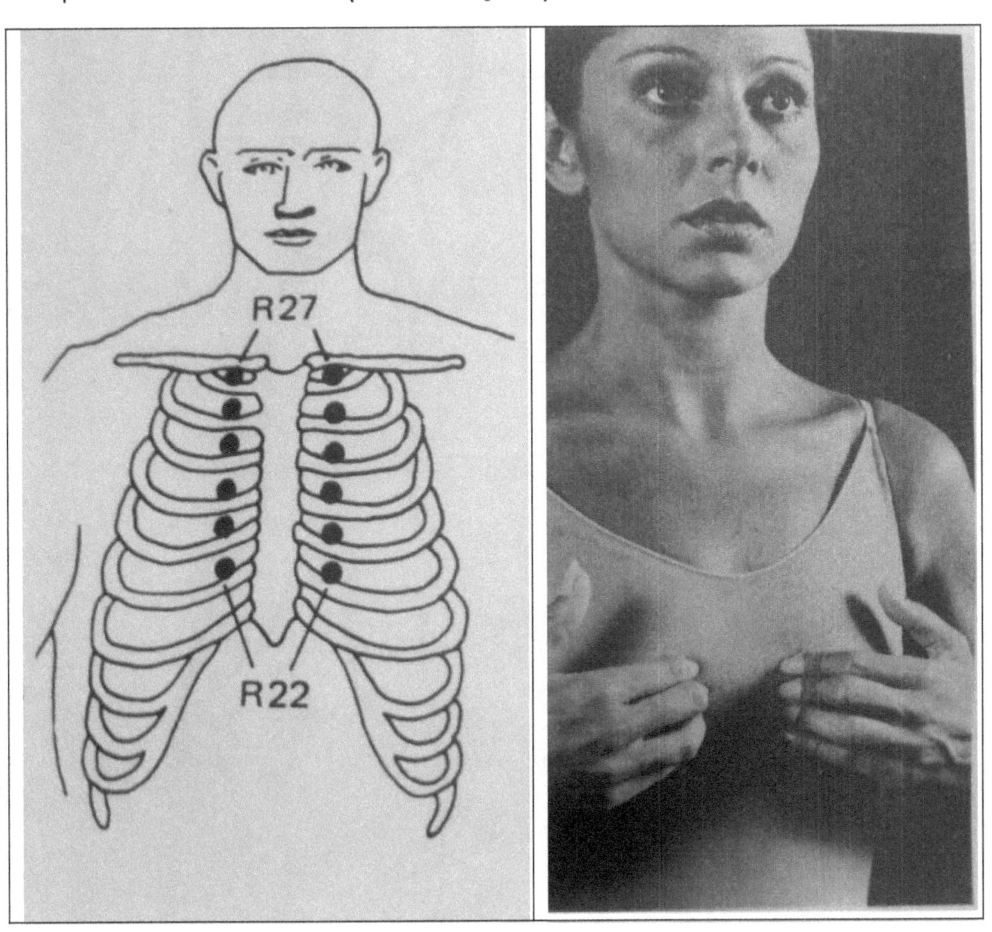

# Método 2

Ponto: P11

Técnica: Pressão contínua com a unha do polegar. (sedação)

Também indicado: P5 – pressão contínua com a polpa do polegar, (Sedação)

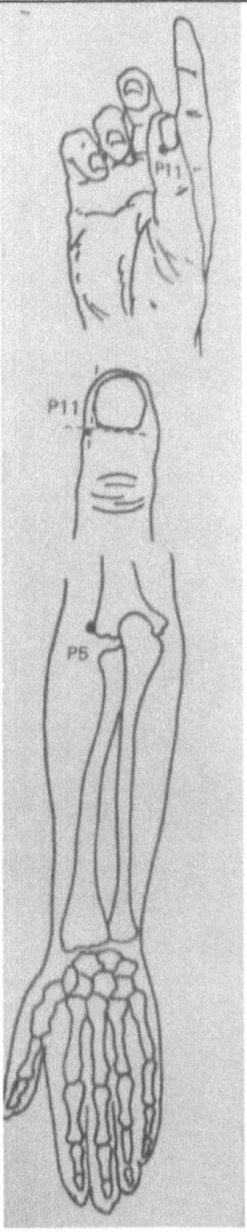

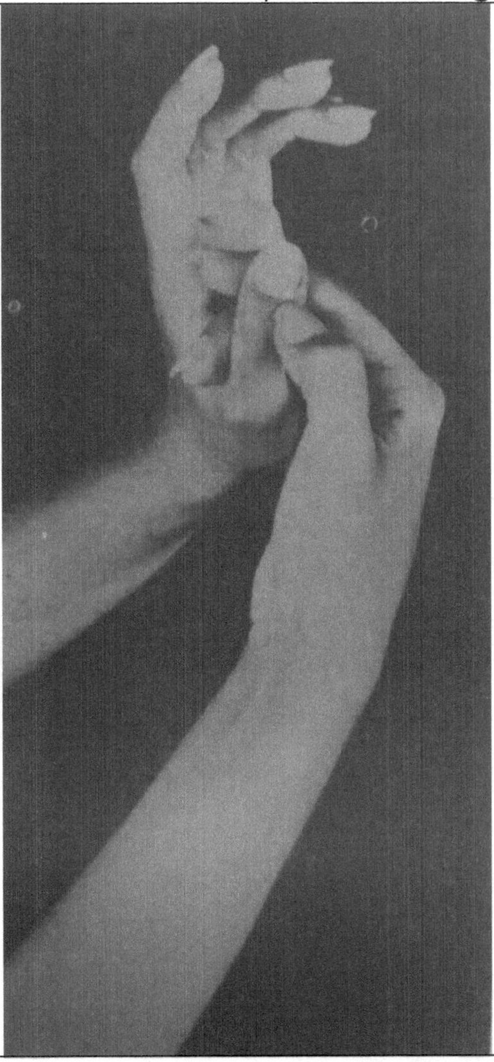

## Cãibras Musculares

Ponto: F3

Técnica: Pressão repetida com a ponta do polegar. (Tonificação)

Também indicado: VB40 – Pressão repetida com a polpa do polegar. (Tonificação)

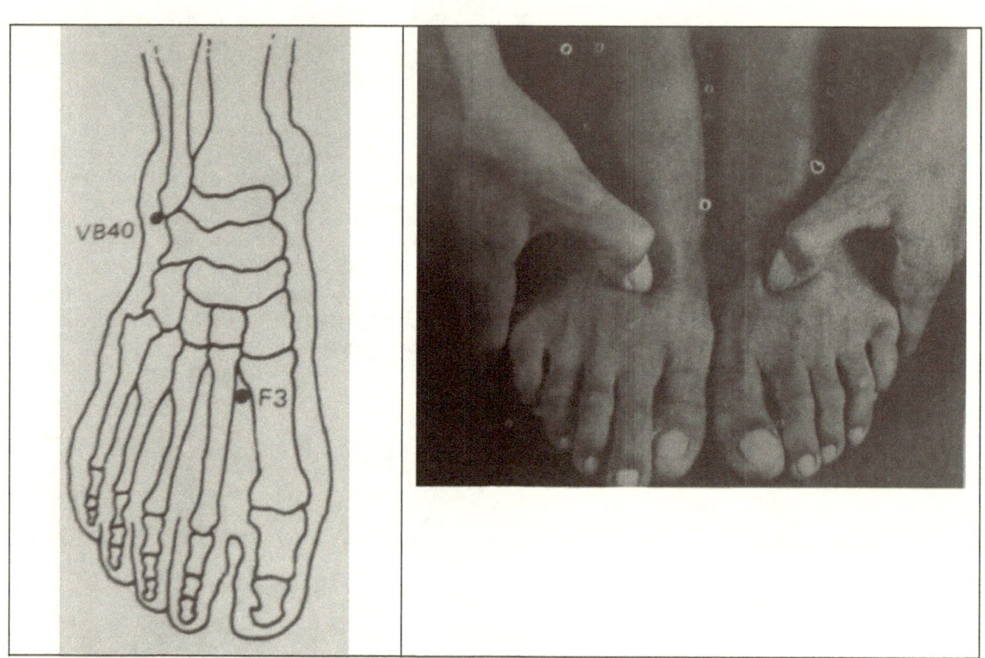

# Método 1

Ponto: VB30

Técnica: Pressão contínua a polpa do polegar. (sedação)

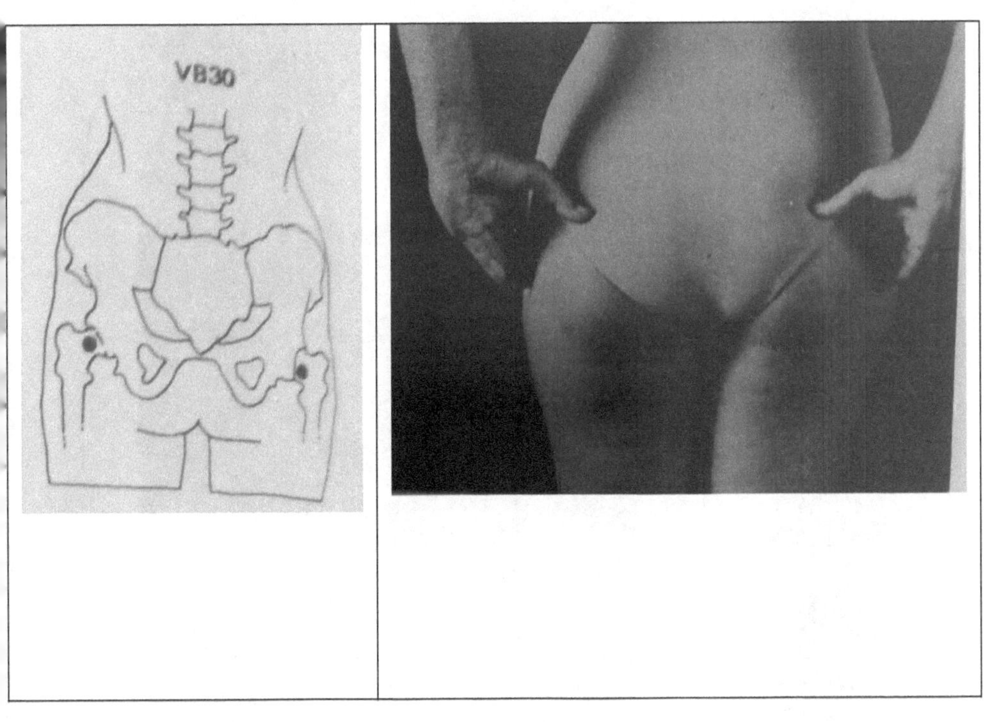

## Método 2

Ponto: B54

Técnica: Pressão contínua com a polpa do polegar. (sedação)

Também indicado: Ponto extra (fora dos meridianos) – Pressão contínua com a polpa do polegar. (Sedação)

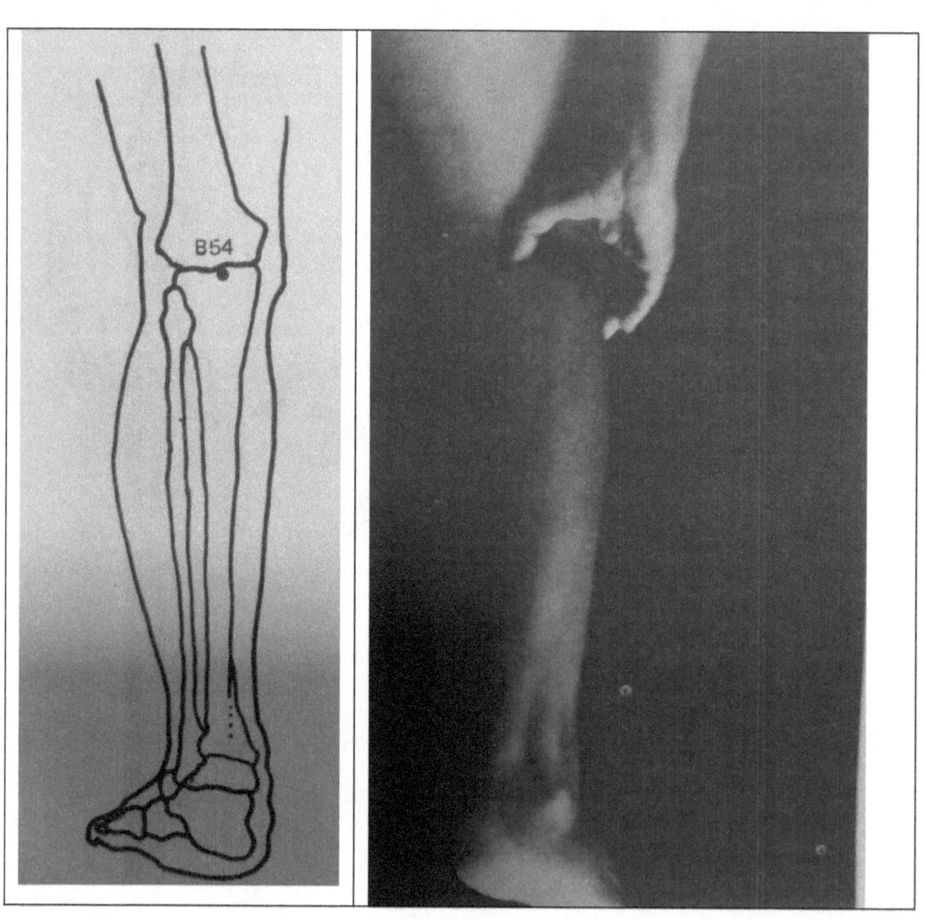

Circulação Deficiente

Ponto: CS8

Técnica: Pressão contínua com a polpa do polegar. (Sedação)

Também indicado: CS4 – pressão repetida com a polpa do polegar. (Tonificação)

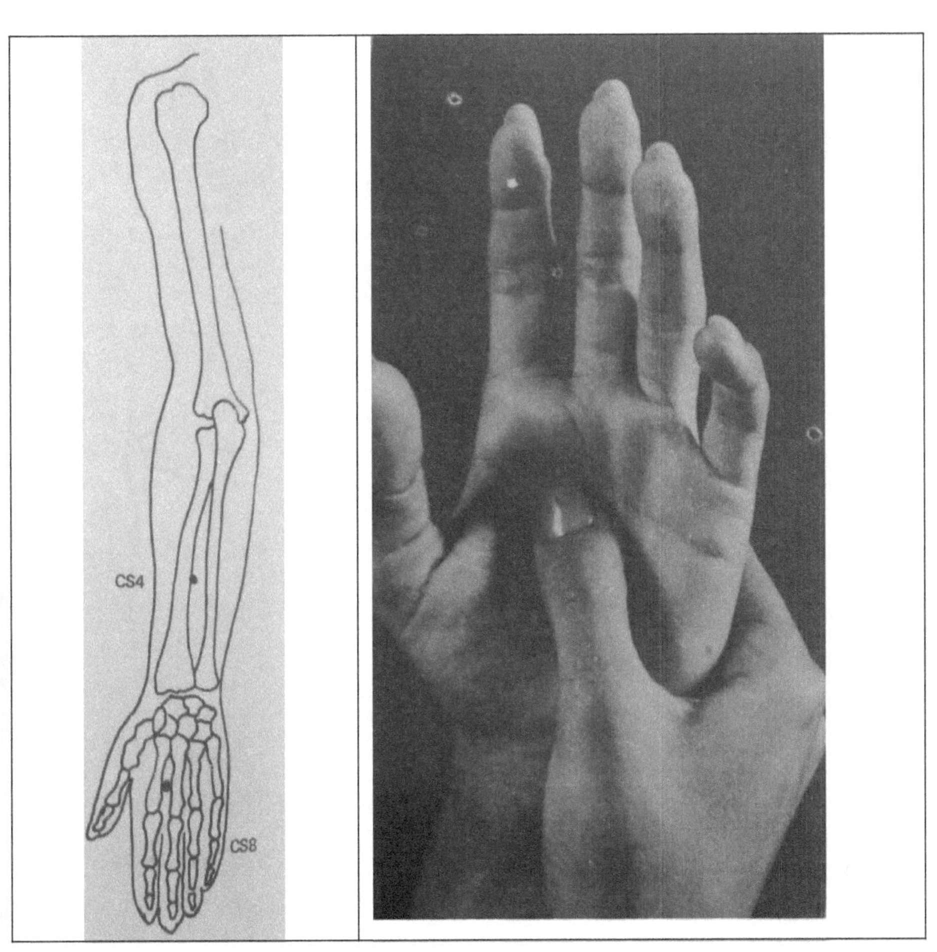

## Cistite

Pontos: VC3

Técnica: Pressão contínua coma polpa do polegar. (Sedação)

Também indicado: BP6 – pressão contínua com a polpa do polegar. (sedação)

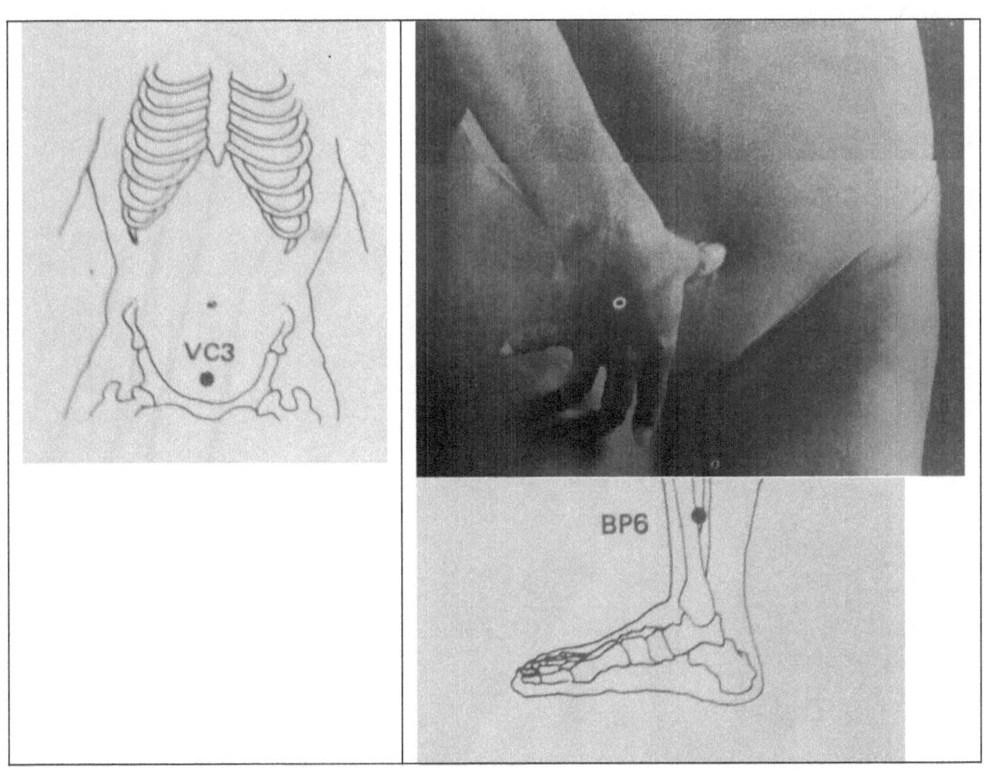

Colapso

# Prostração intensa e repetitiva

Ponto: P9

Técnica: Pressão repetida com a polpa do polegar. (Tonificação)

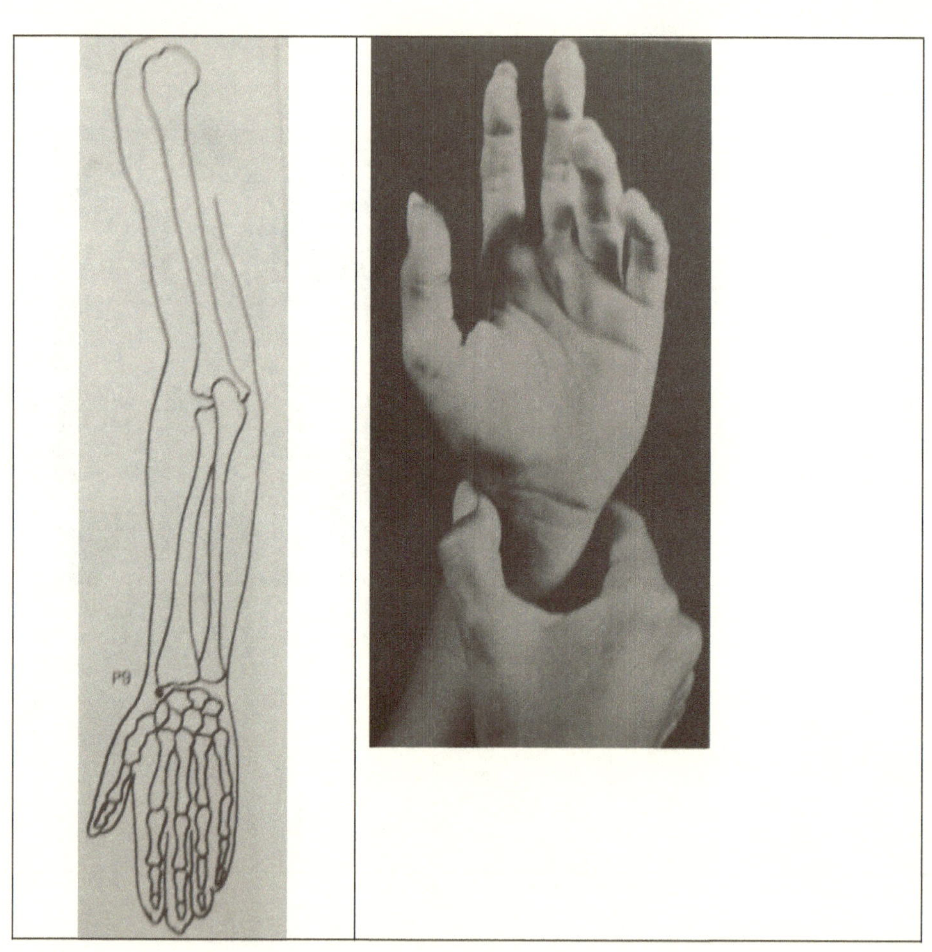

## Colapso Cardíaco

Ponto: C9

Técnica: Apertar repetidamente os lados da unha do dedo mínimo, no ritmo cardíaco normal. (Tonificação)

Nota: Essa técnica é também indicada para regularizar o ritmo cardíaco (Taquicardia, Arritmia)

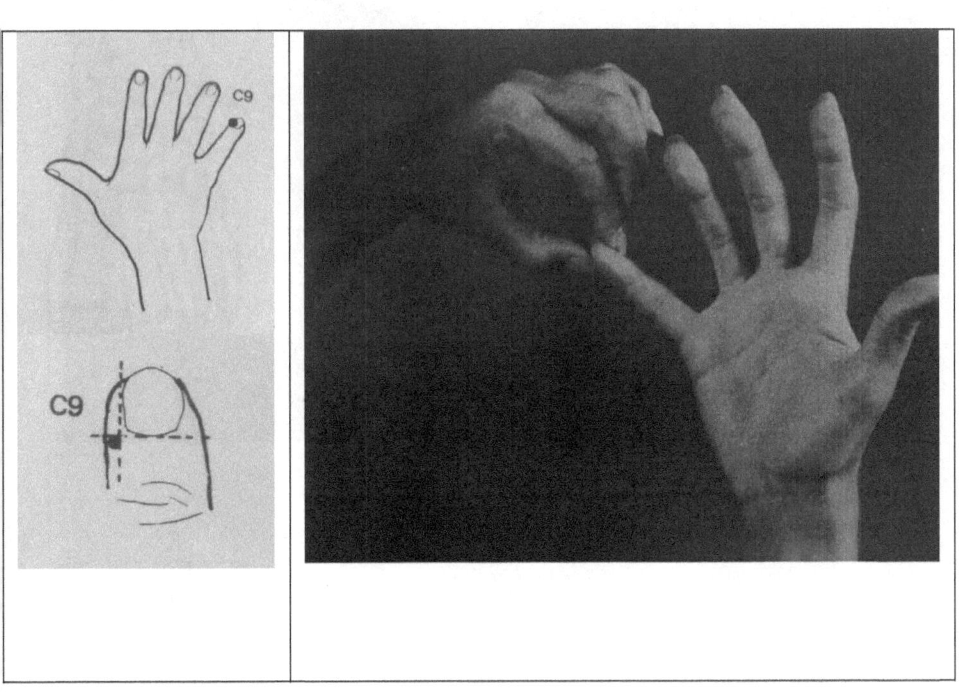

# Em geral

Ponto: F3

Técnica: Pressão contínua com a unha do polegar. (Sedação)

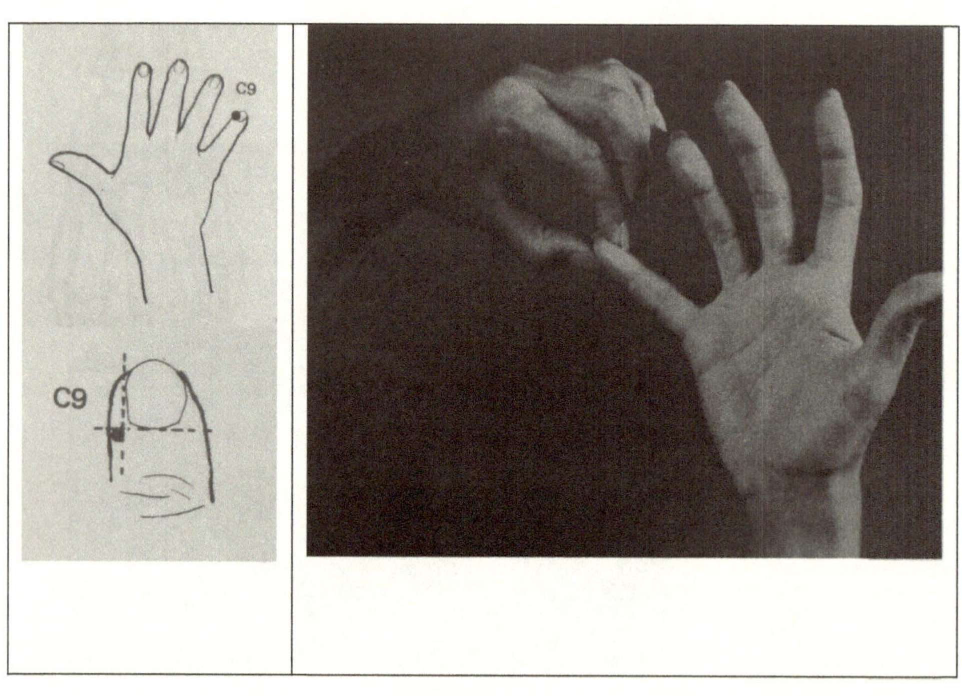

## Intestinais

Pontos: F3 e BP9

Técnicas: F3- pressão contínua com a unha do polegar. (sedação) BP9- Pressão contínua com a polpa do polegar. (Sedação)

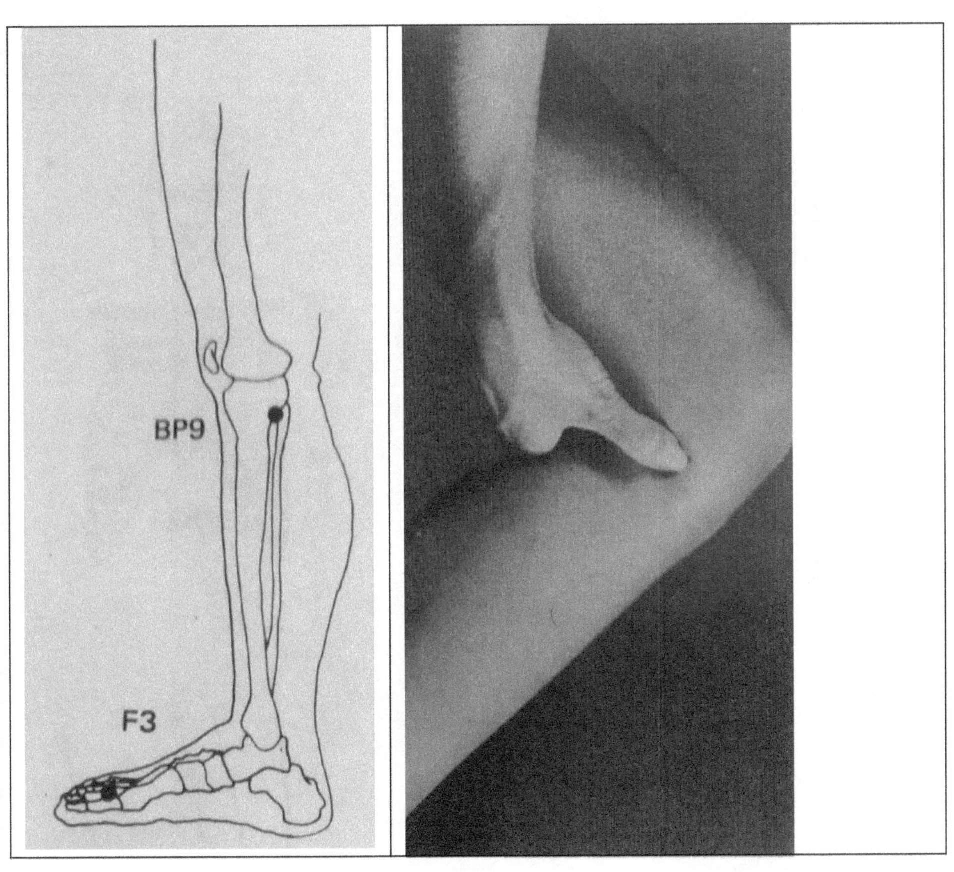

# Da vesícula biliar

Ponto:VB24

Técnica: Pressão contínua com a polpa do polegar. (Sedação)

Também indicado: VB38- pressão contínua com a polpa do polegar, (Sedação)

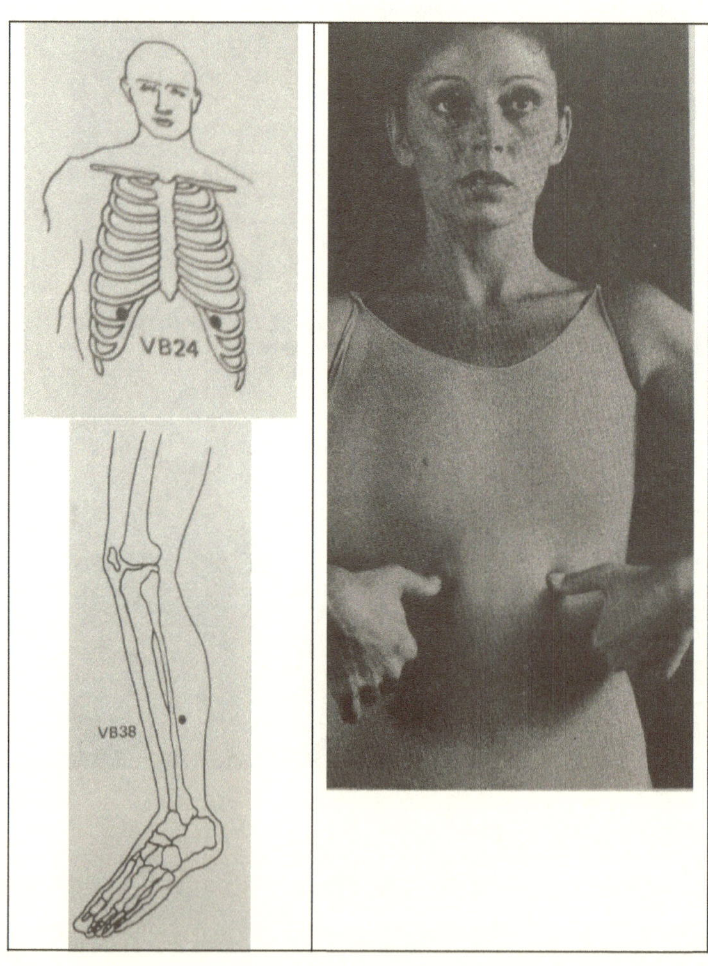

## Renais

Ponto: F3

Técnica: Pressão repetida com a ponta do polegar. (Tonificação)

Também indicado – VB38 e ou VB25- pressão contínua com a polpa do polegar. (Sedação)

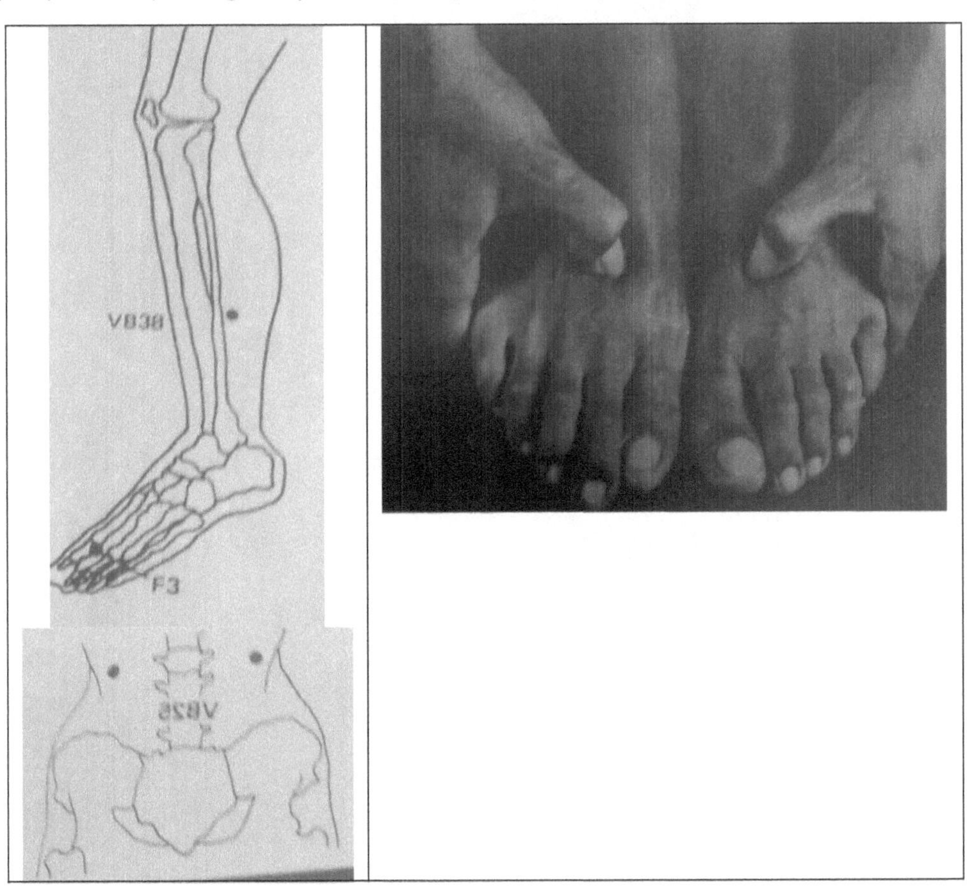

# Do estomago

Ponto: CS6

Técnica: Pressão contínua com a polpa do polegar. (Sedação)

Também indicado – E36 – com o polegar, pressionando para baixo, depois massagear na direção do joelho. (Sedação)

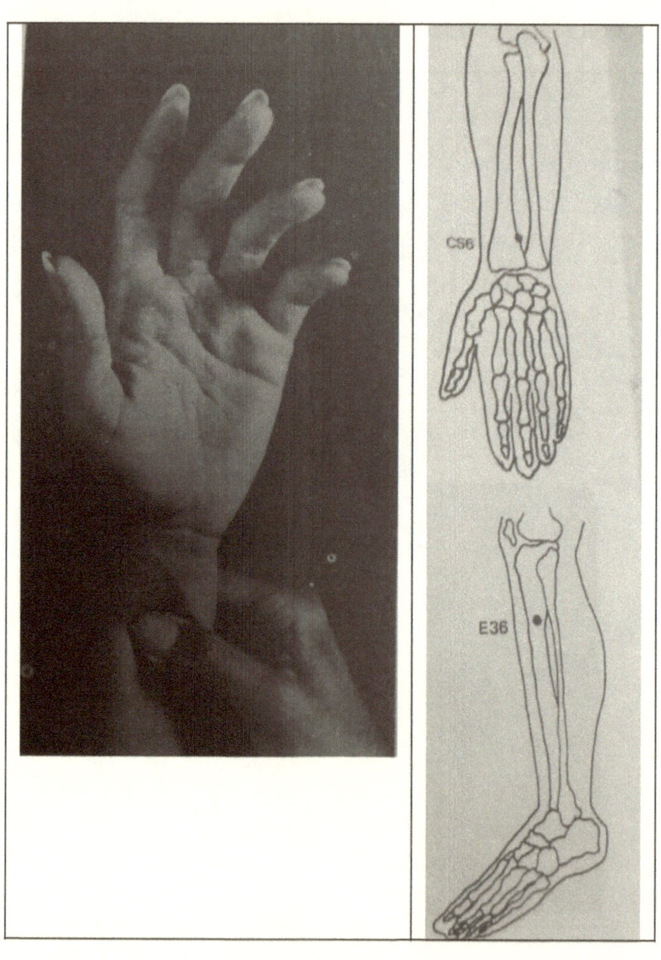

## Convulsões infantis

Ponto: Lóbulo da orelha (ponto extra)

Técnica: Pressão contínua com a polpa do polegar e o indicador. (Sedação)

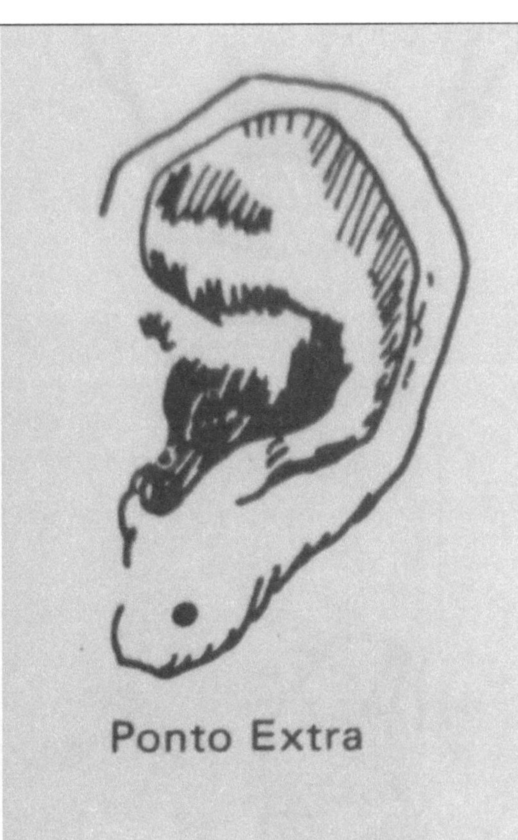

Ponto: IG20

Técnica: Pressão contínua com a ponta do dedo médio (Sedação)

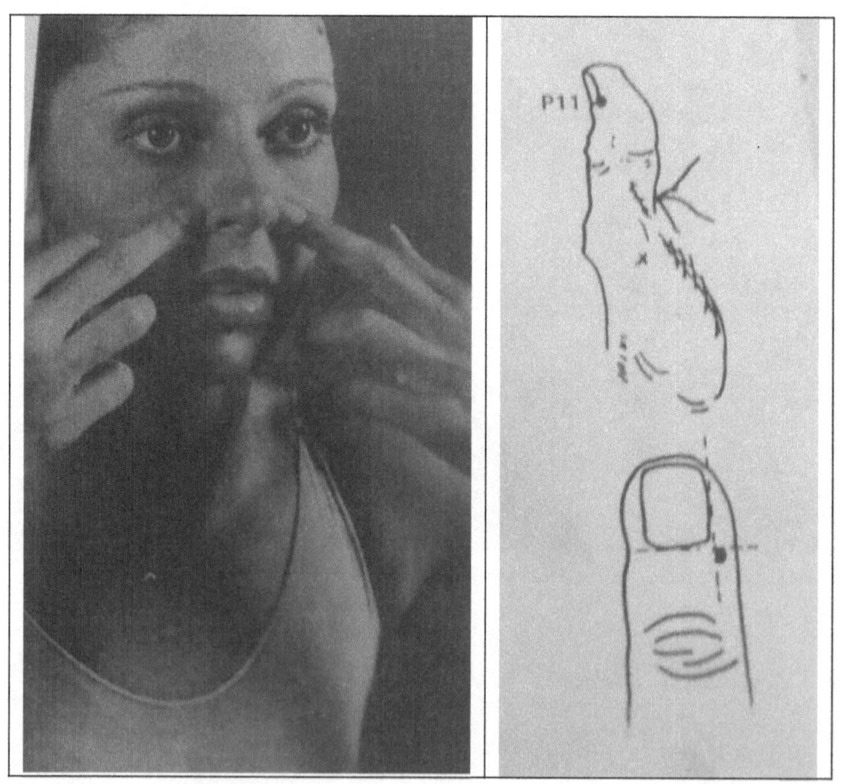

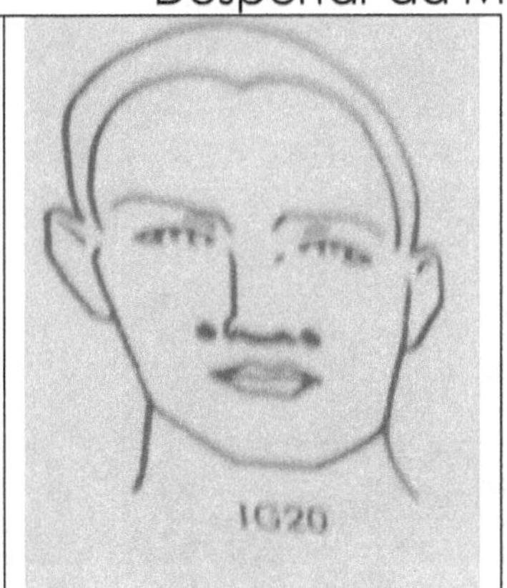


Depressão Psíquica

Ponto: E36

Técnica: Pressão repetida com a polpa do polegar (Tonificação)

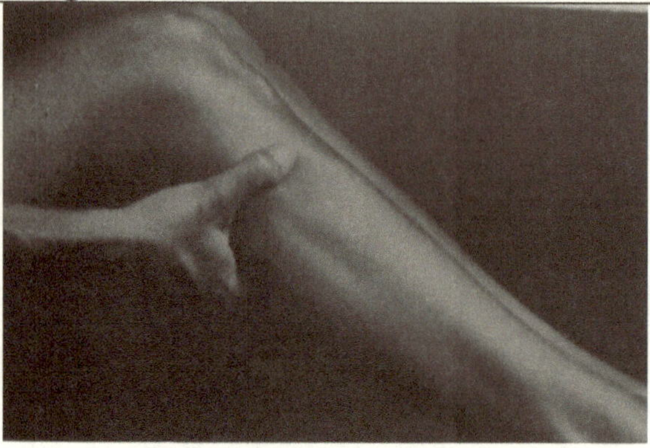

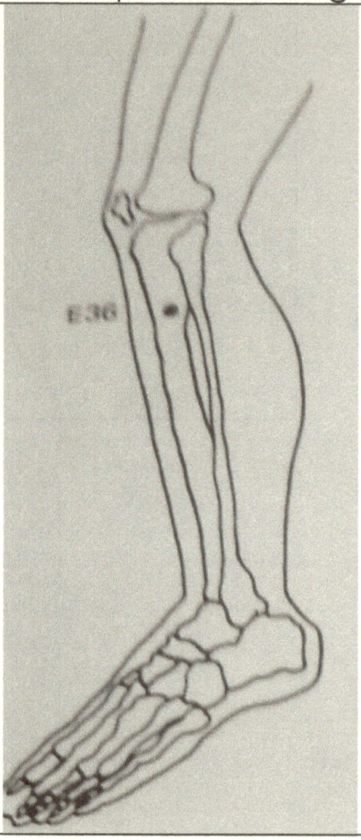

E36

Desmaio

# Método 1

Ponto: SN26

Técnica: Pressão repetida com a ponta do dedo médio (Tonificação)

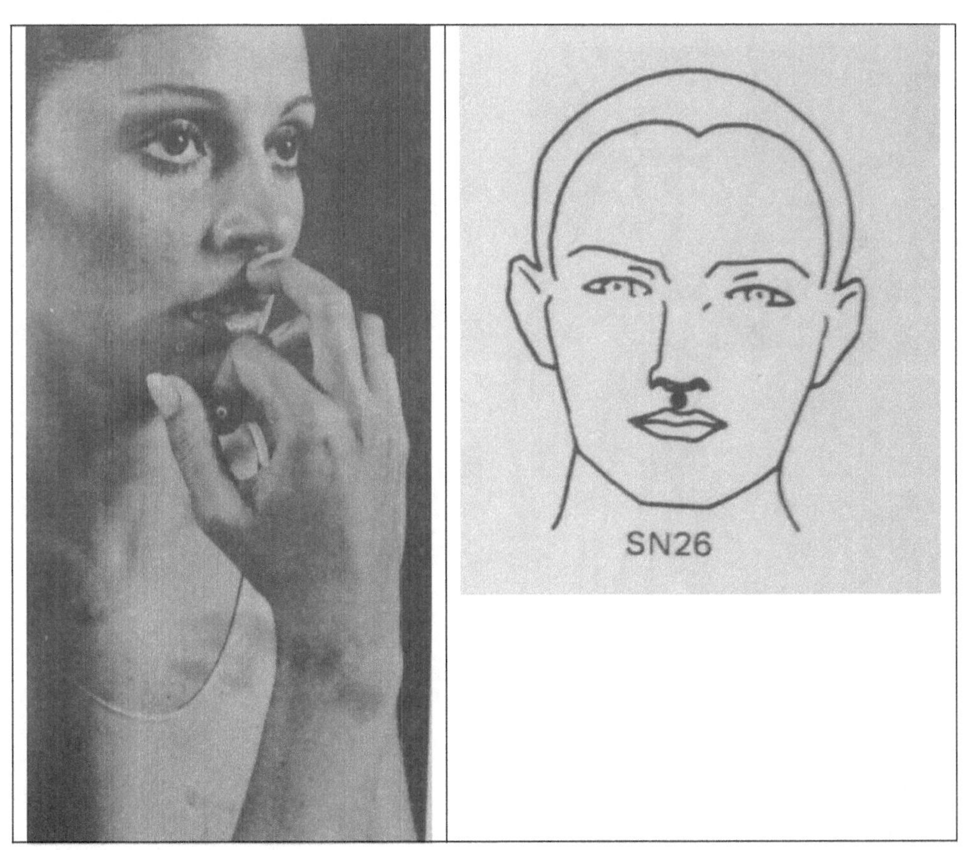

## Método 2

Ponto: R1

Técnica: Pressão repetida com a Unha do polegar (Tonificação)

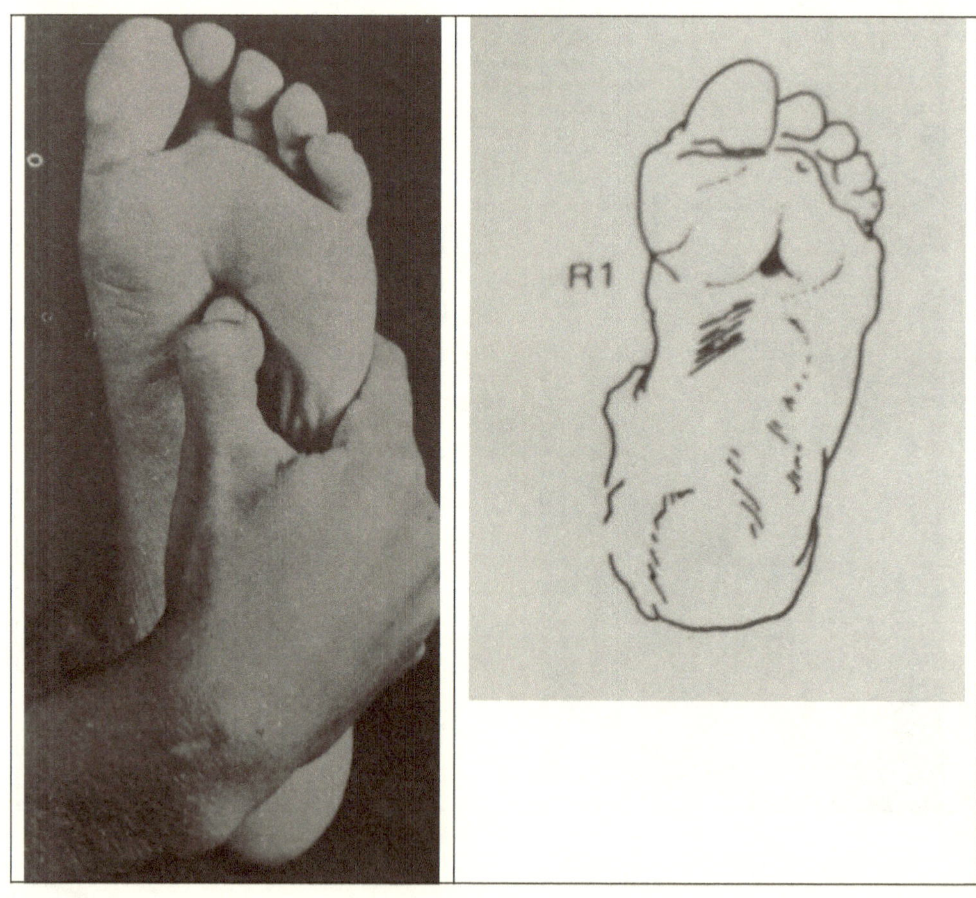

Diarreia

Ponto: 36

Técnica: Pressão repetida com a polpa do polegar (Tonificação)

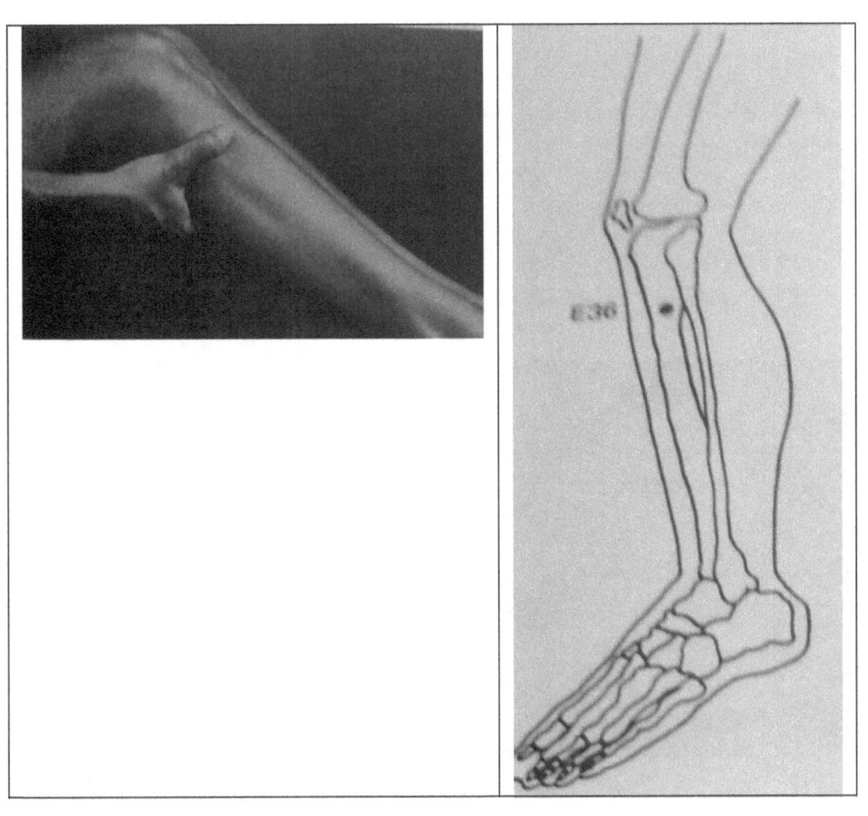

## Em geral

Ponto: B60

Técnica: Pressão contínua com a polpa do polegar (Sedação)

Também indicado B62 – pressão contínua com a polpa do polegar. (Sedação)

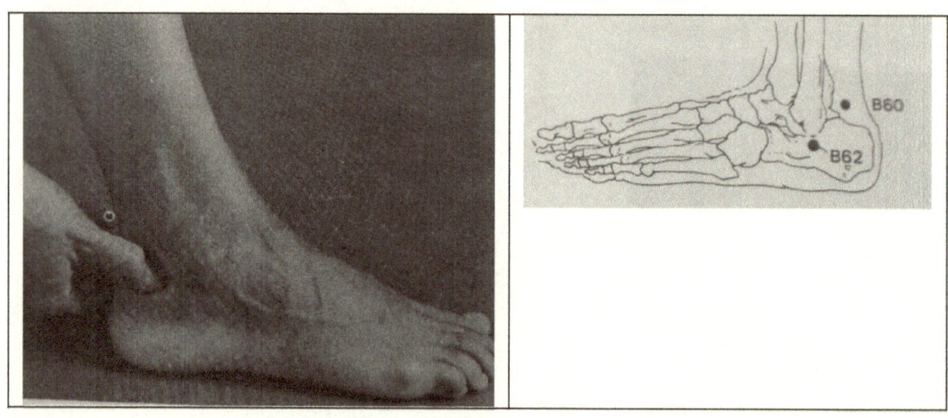

## Joelho

Ponto: E35

Técnica: Com o polegar e o dedo médio pressionar contínua e firmemente nas duas depressões abaixo da rótula. (Sedação)

Também indicado VB34 – pressão contínua com a polpa do polegar. (Sedação)

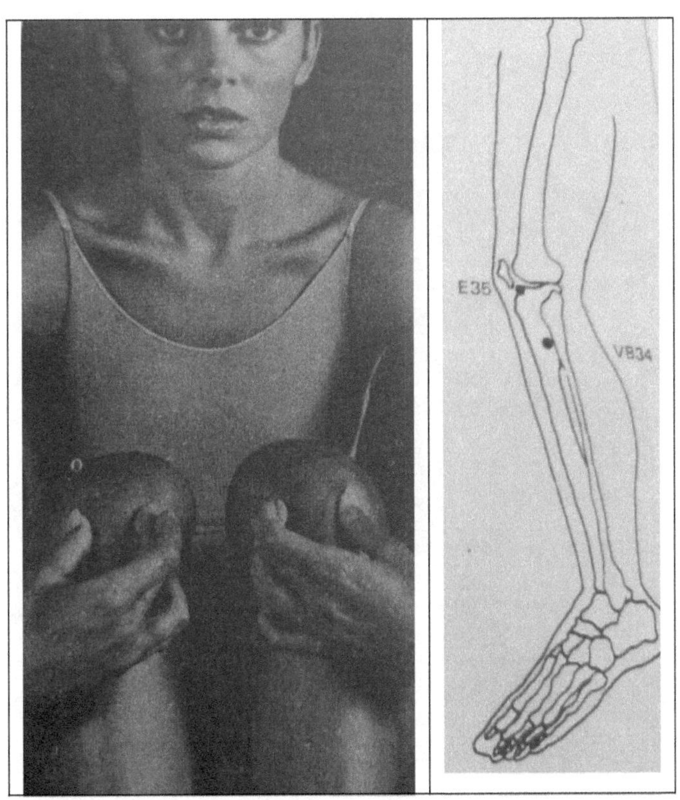

# Na nuca e Enxaqueca

*Dores de cabeça*

Ponto: VB20

Técnica: Pressão contínua com a polpa do polegar. (Sedação)

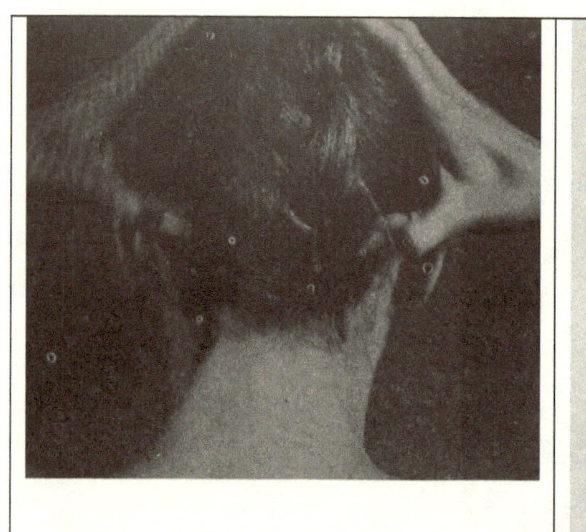

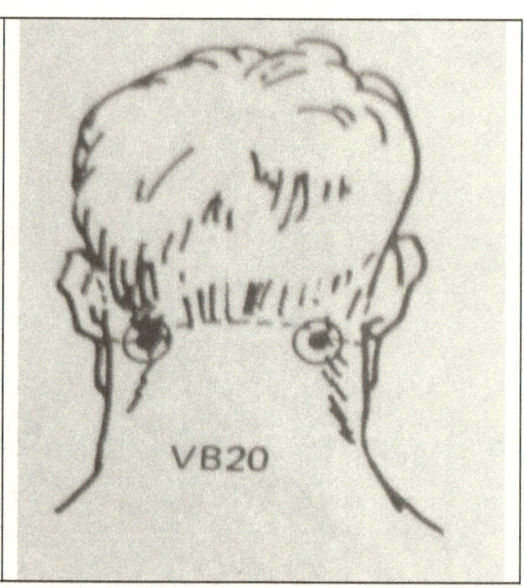

## Parte Lateral ou ouvido

Ponto: IG4

Técnica: Pressão contínua com a polpa do polegar (Sedação)

Também indicado B62 – pressão contínua com a polpa do polegar. (Sedação)

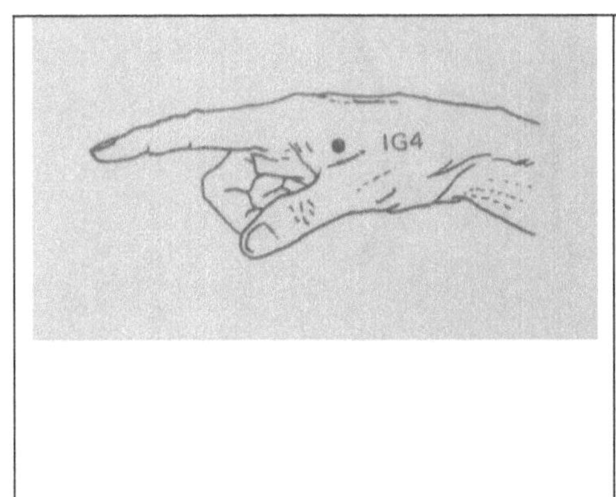


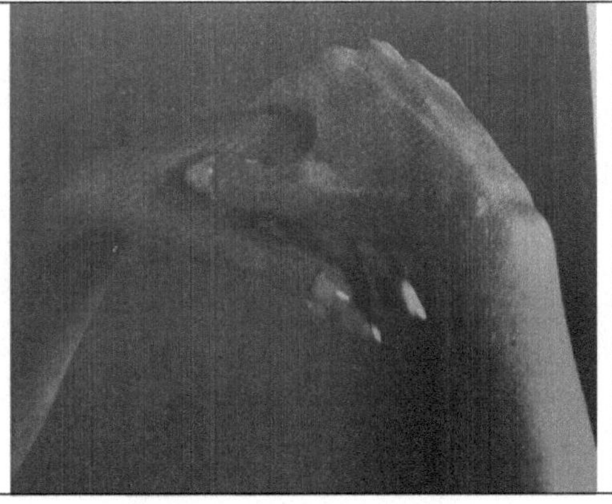

**Frente**

Ponto: Entre as sobrancelhas (ponto extra, fora dos meridianos)

Técnica: Massagem circular com o polegar, no sentido horário (Sedação)

Também indicado P7 – pressão contínua com a polpa do polegar. (Sedação)

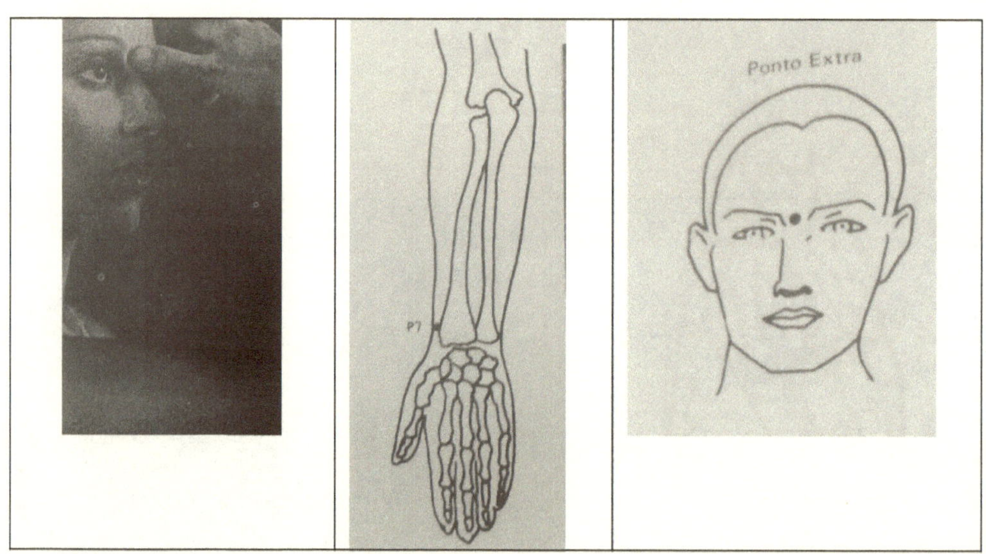

Dor de dente

Ponto: IG1

Técnica: Pressão contínua com a unha do polegar (Sedação)

Também indicado IG4 – pressão contínua com a polpa do polegar. (Sedação)

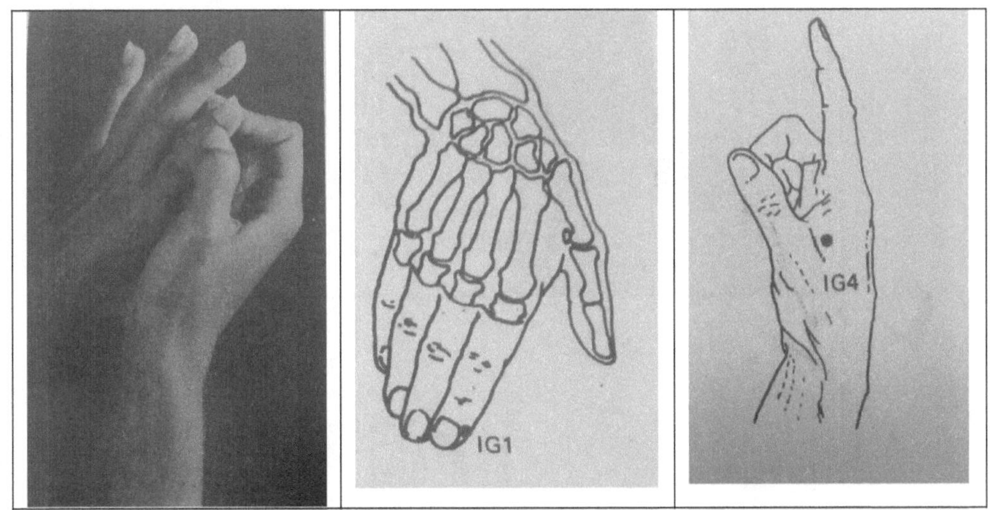

## Dor de Garganta
Ponto: P11

Técnica: Pressão contínua com a unha do polegar (Sedação)

Também indicado IG4 – pressão contínua com a polpa do polegar. (Sedação)

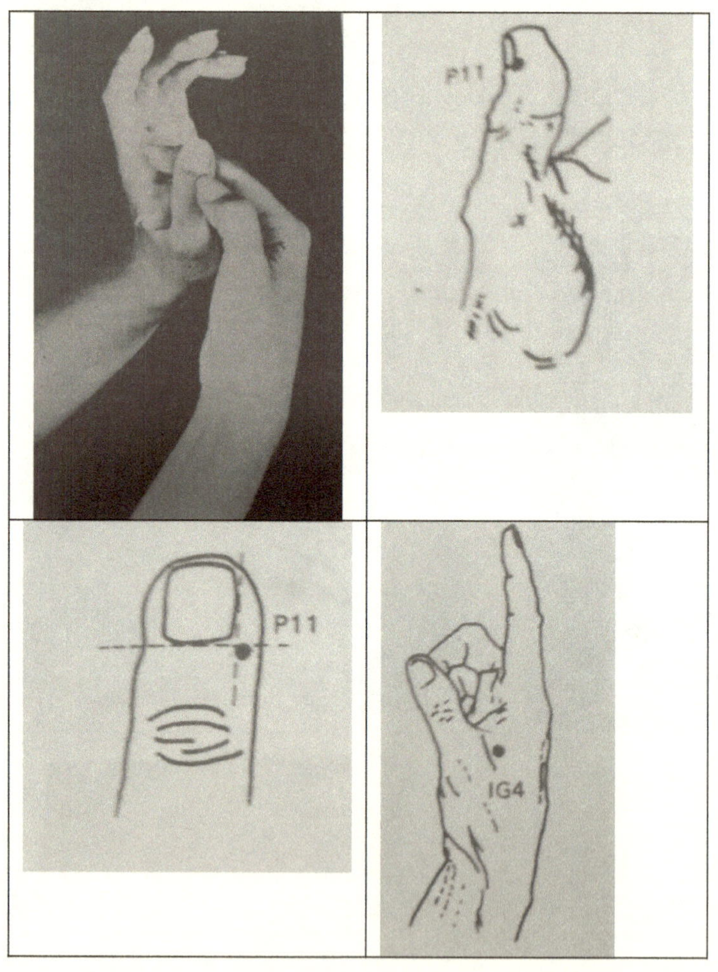

# Dificuldade no Parto

Ponto: BP6

Técnica: Pressão contínua com a polpa do polegar (Sedação)

Também indicado B67 – pressão contínua com a unha do polegar. (Sedação)

Para aliviar a dor: A polpa do polegar. (Sedação)

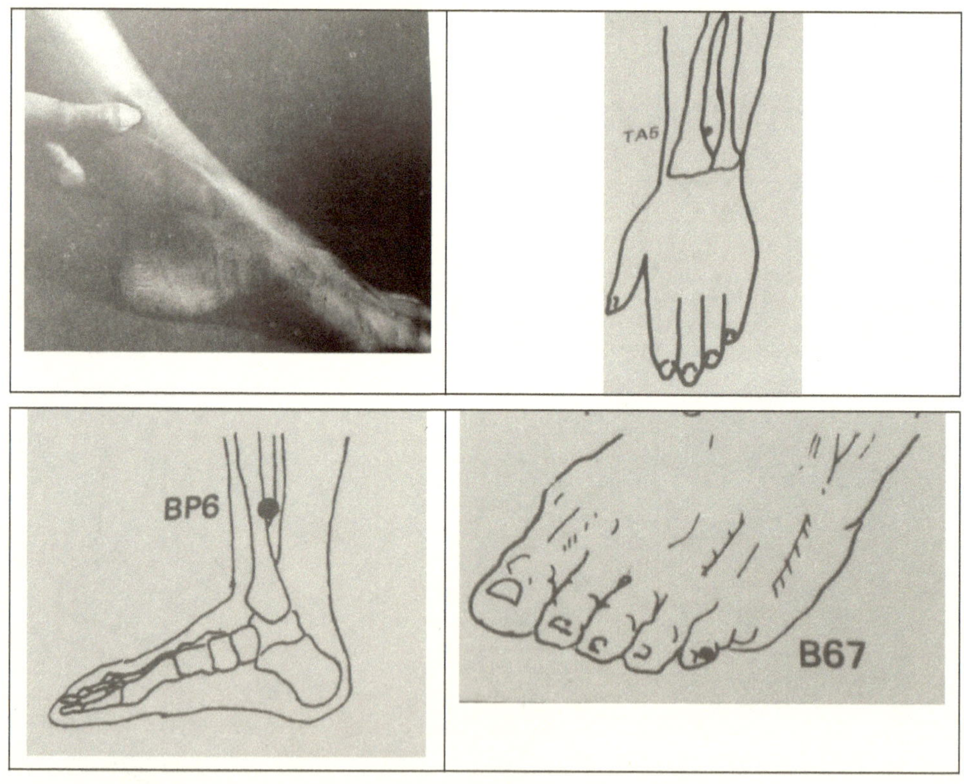

Esgotamento aumento da libido

Ponto: E36

Técnica: Pressão repetida com a polpa do polegar (Tonificação)

Também indicado para esgotamento físico TA3 – pressão Repetida com a polpa do polegar. (Tonificação)

Para aliviar a dor: A polpa do polegar. (Sedação)

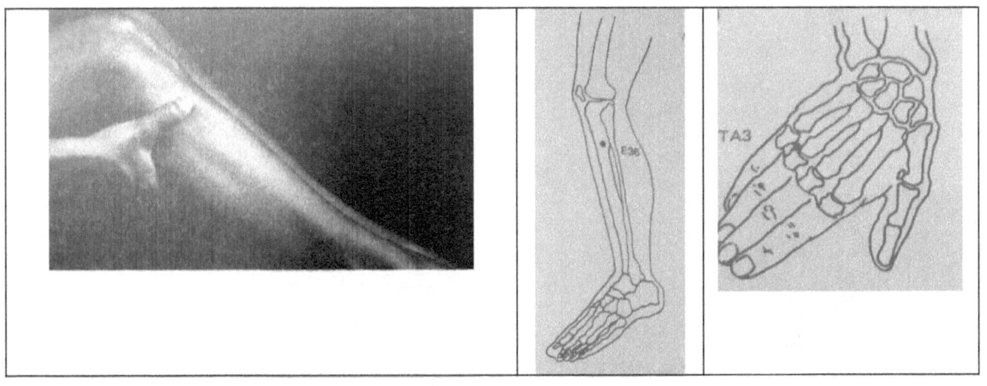

## Gastrite

Ponto: VC12

Técnica: Massagem profunda com a polpa do polegar. (Sedação)

Também indicado E21 – pressão contínua com a polpa do polegar. (Sedação)

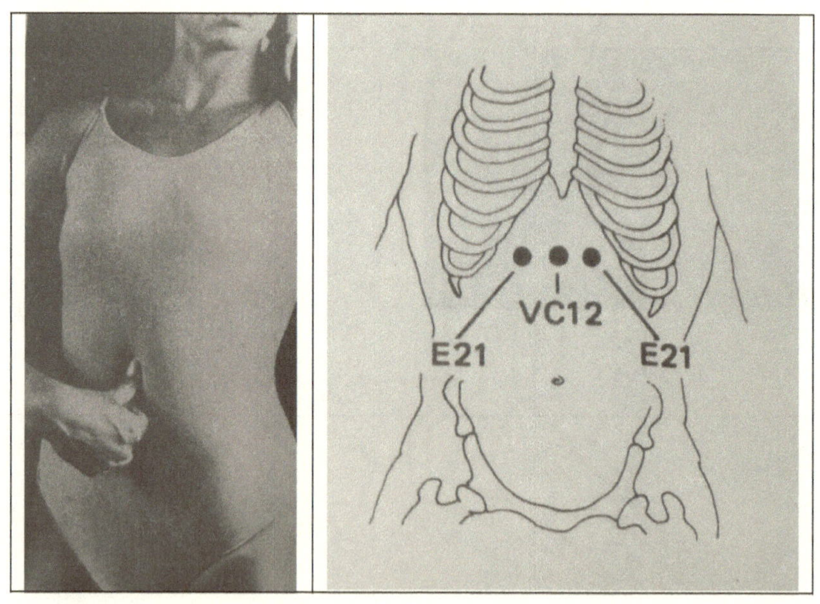

## Genitais

Ponto: BP6

Técnica: Pressão repetida com a polpa do polegar. (Tonificação)

Também indicado BP9 – pressão repetida com a polpa do polegar. (Tonificação)

CS8- pressão repetida com a polpa do polegar. (Tonificação)

Nota: em caso de infecção. sedar

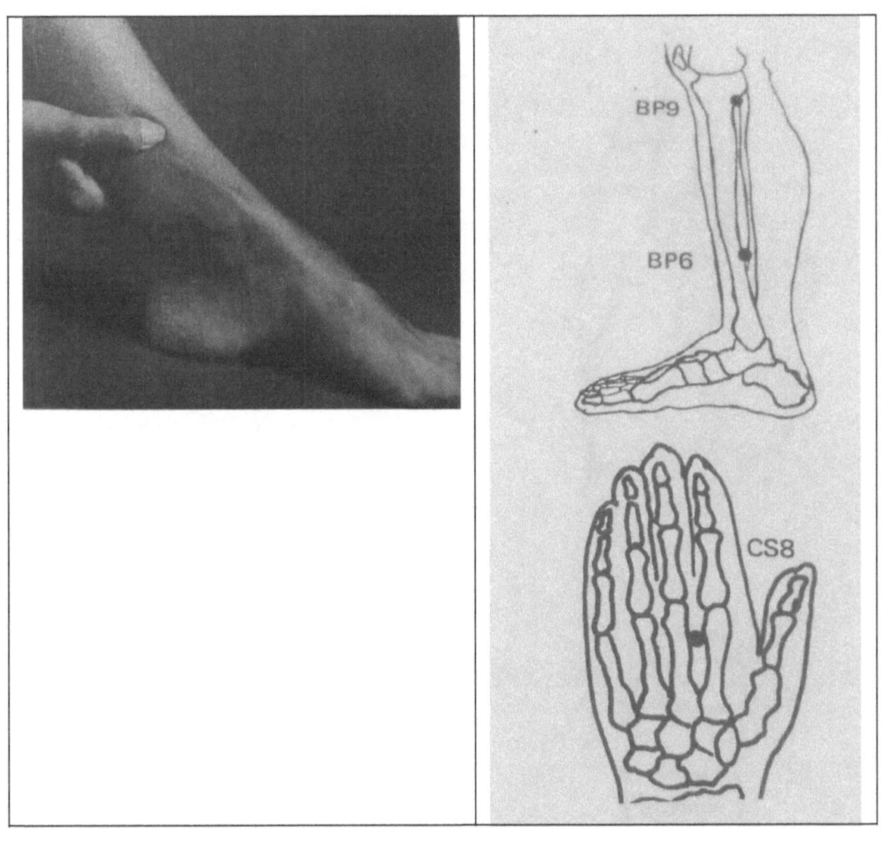

Ponto: F8

Técnica: Pressão repetida com a polpa do polegar. (Tonificação)

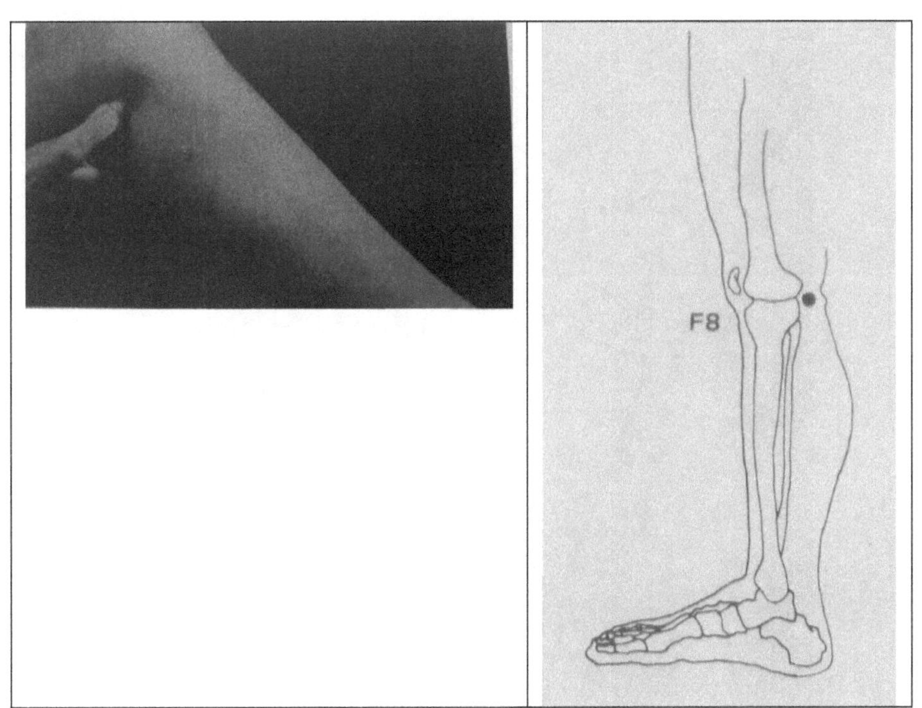

# Em geral

Ponto: CS3

Técnica: Pressão contínua com a polpa do polegar. (Sedação)

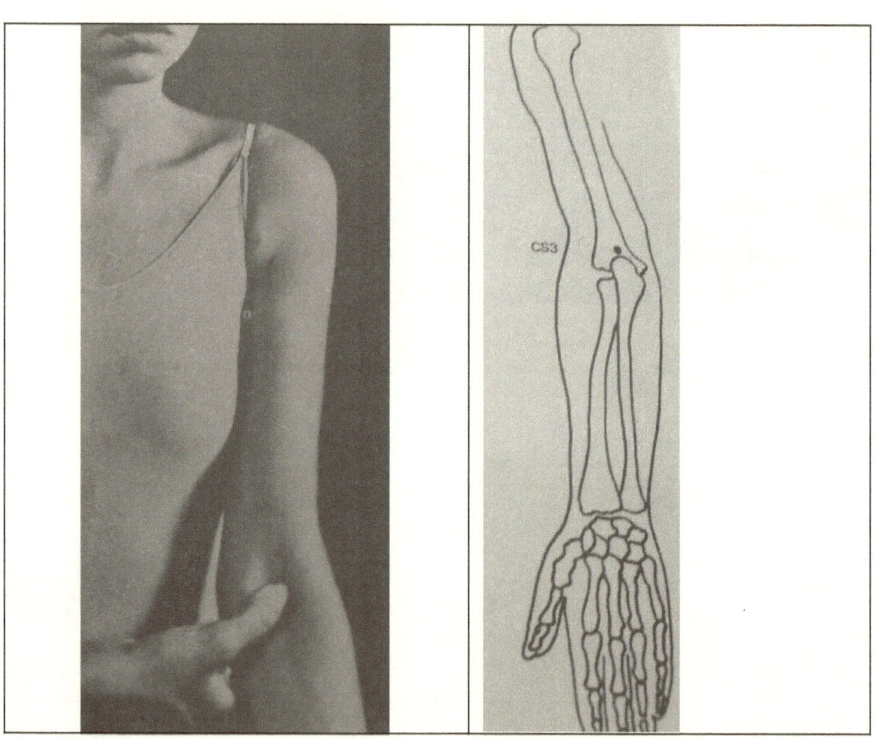

# Uterina

Ponto: BP6

Técnica: Pressão contínua com a polpa do polegar. (Sedação)

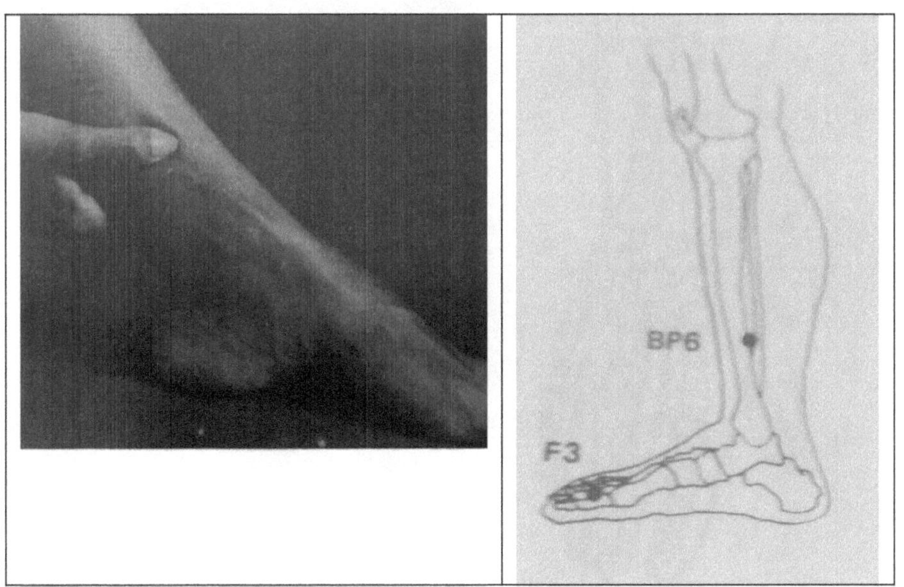

## Nasal

Ponto:IG4

Técnica: Pressão contínua com a unha do polegar. (Sedação)

Também indicado: CS3 pressão contínua com a polpa do polegar, (Sedação)

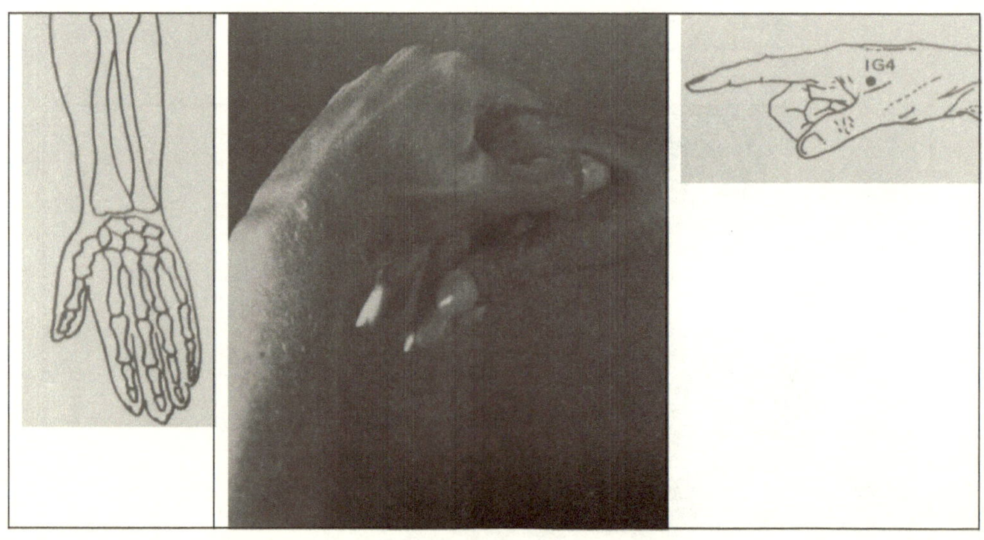

Ponto: No centro da base do polegar (pontos extra, fora dos meridianos)

Técnica: Pressão contínua com a unha do polegar. (Sedação)

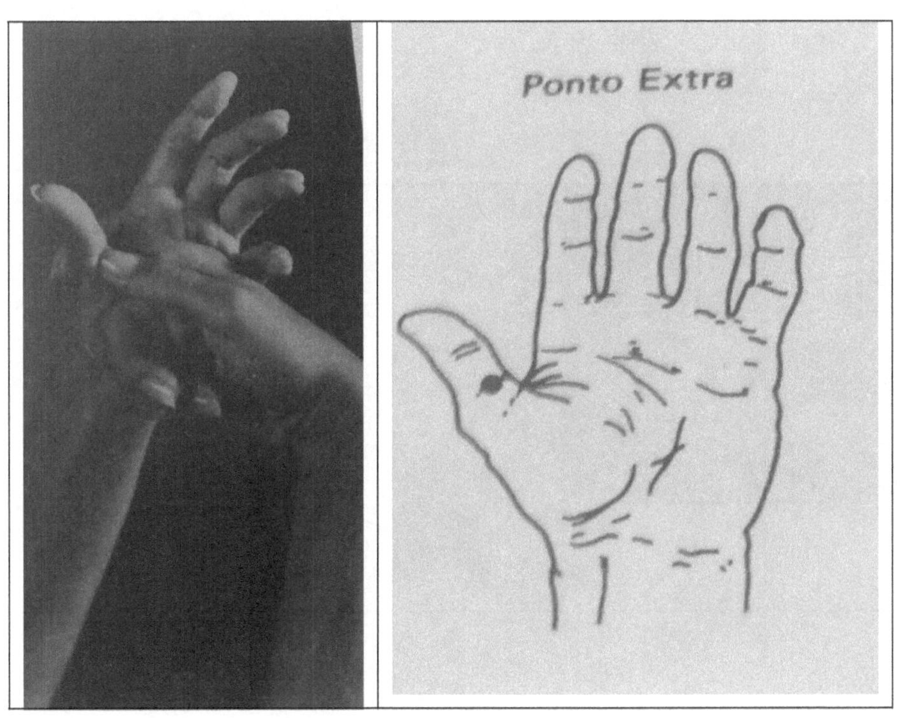

# Impotência

Ponto: BP6

Técnica: Pressão repetida com a polpa do polegar. (Tonificação)

Também indicado: E36 – Pressão repetida com a polpa do polegar. (Tonificação)

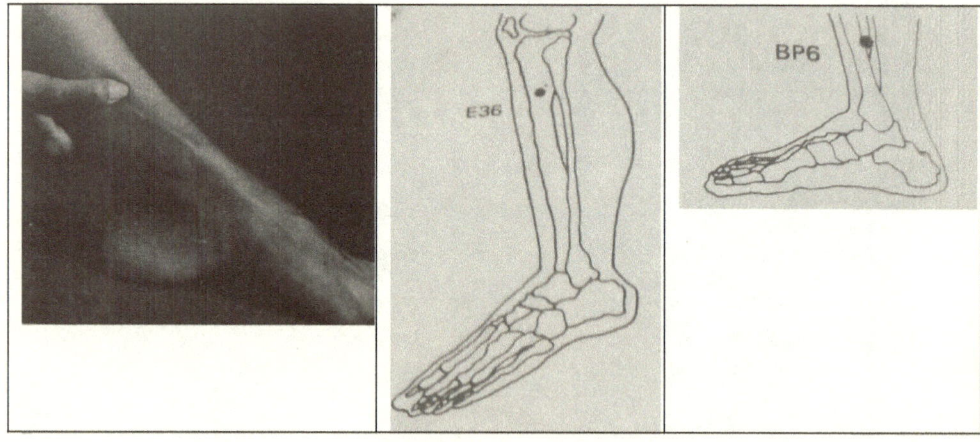

# Indigestão

Ponto: E45

Técnica: Pressão contínua com a unha do polegar. (sedação)

Também indicado (causada por deficiência hepática)

F8- pressão repetida com a polpa do polegar. (Tonificação)

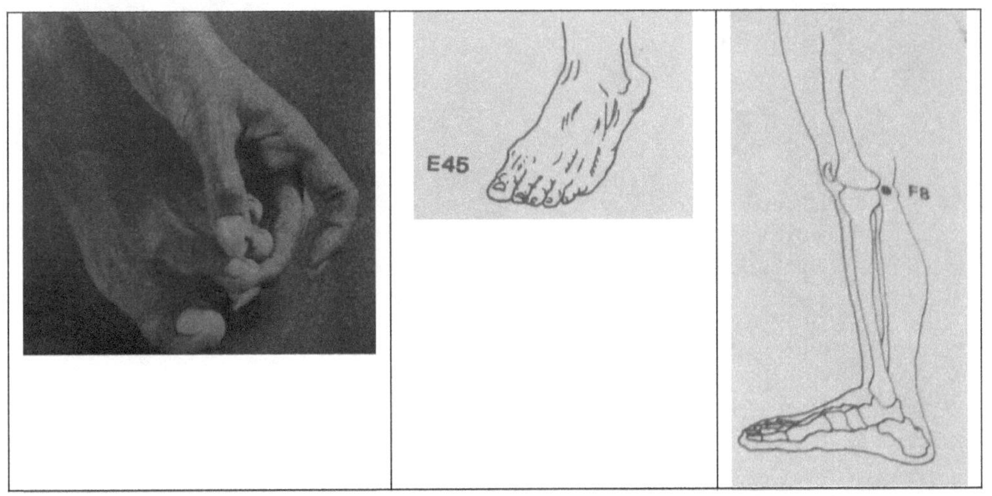

## Insolação

### Ponto, SN26, VC6, VC12 e VC15

Técnica- sn26: Pressão contínua com o dedo médio. (sedação)

Também indicado R1 – pressão contínua com a unha do polegar. (Sedação)

Técnica: VC- Pressão contínua com a polpa do polegar. (Sedação)

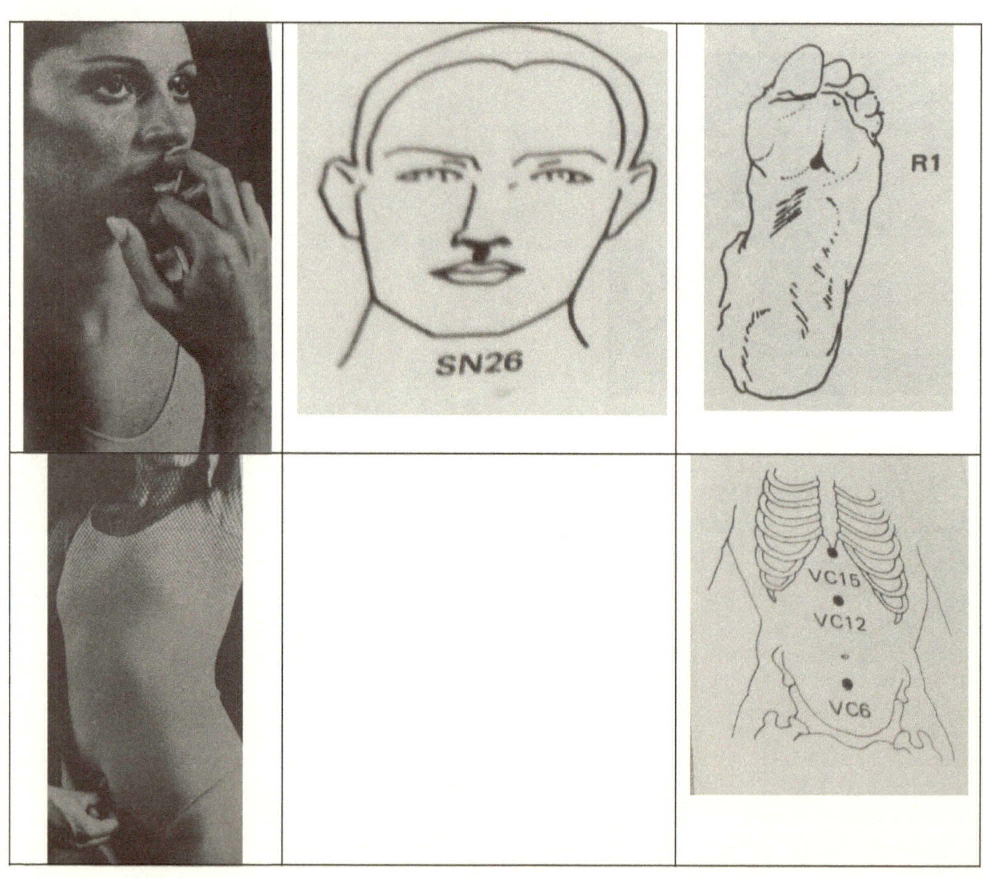

# Insônia

Ponto: Aproximadamente 2,5 cm atrás o lóbulo da orelha (ponto extra fora dos meridianos), Ponto- C7

Técnica: Pressão contínua com a ponta do dedo médio. (sedação) - c7- Pressão contínua com a polpa do polegar. (Sedação)

Também indicado F3 – pressão contínua com a unha do polegar. (Sedação) VB20 – pressão contínua com a popa do polegar. (Sedação) IG4 – Pressão contínua com a polpa do polegar. (Sedação)

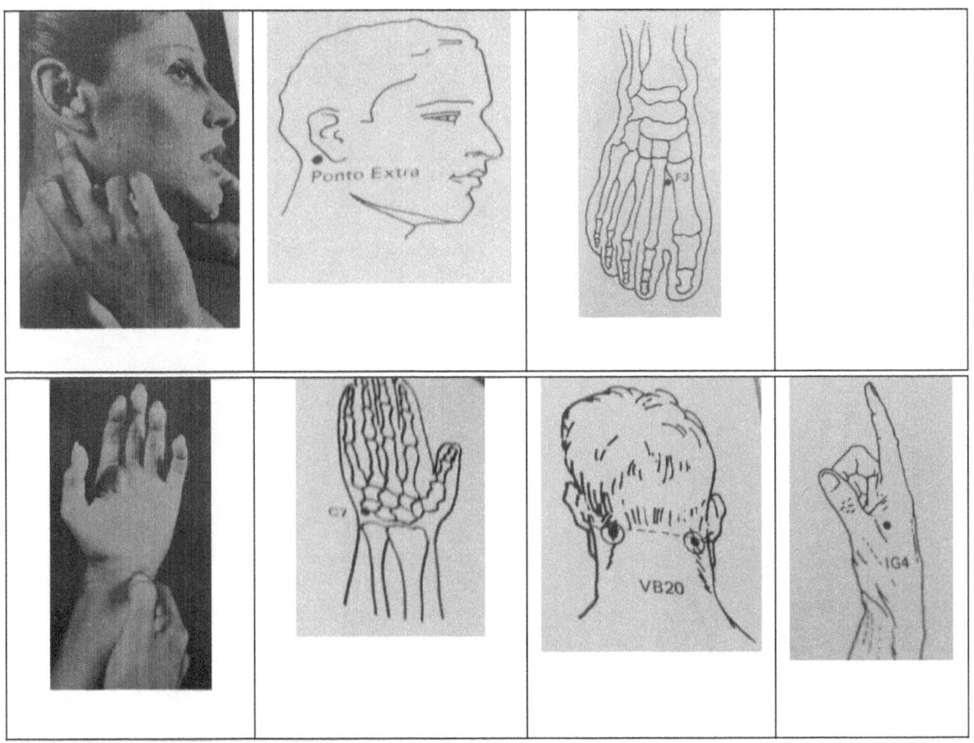

# Menstruação

Ponto :BP8, Bp6 ou R2

## Dores e irregularidades

Técnica: Pressão continua com a polpa do polegar. (Sedação)

## Atrasada

Técnica 2: Pressão repetida com a polpa do polegar. (tonificação) estimular apenas o ponto Bp6

## Muito frequente

Pontos: R2 e BP6

Técnica: Pressão continua com a polpa do polegar. (Sedação)

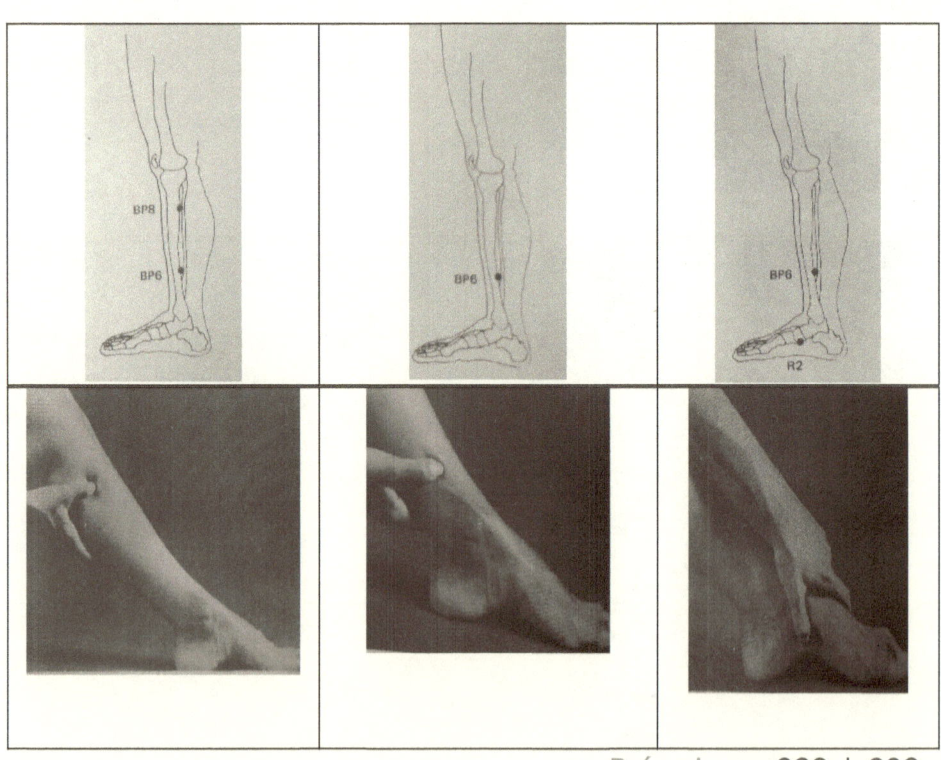

# Meteorismo

Ponto: R14

Técnica: Contínua com a polpa do polegar (Sedação)

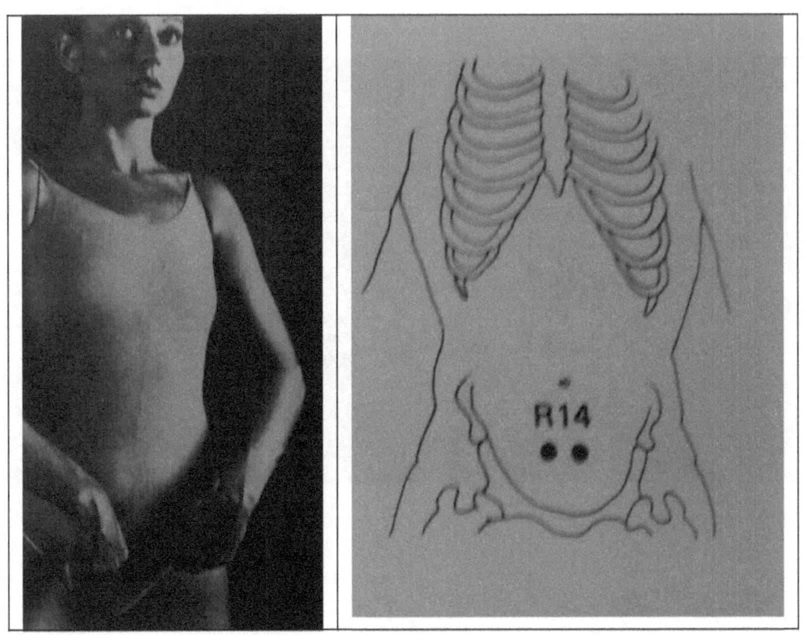

# Náusea

Ponto: F3

Técnica: Pressão contínua com a unha do polegar (Sedação)

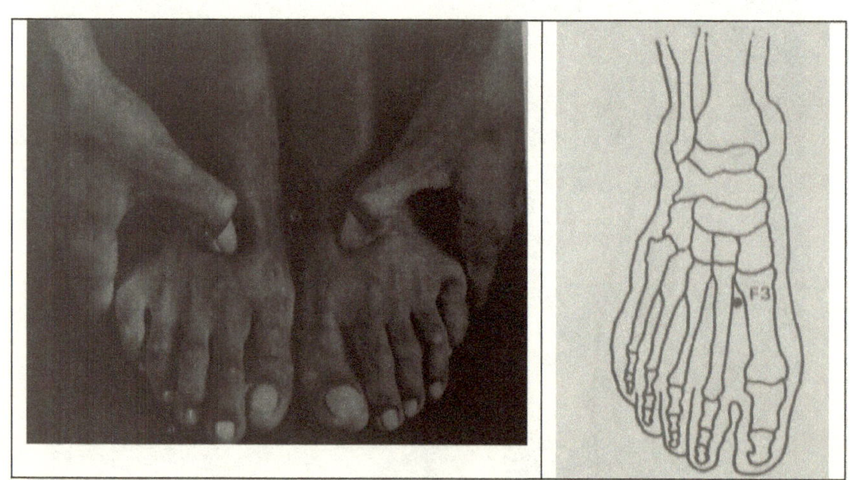

# Nervosismo

Ponto: C7

Técnica: Pressão contínua com a unha do polegar (Sedação)

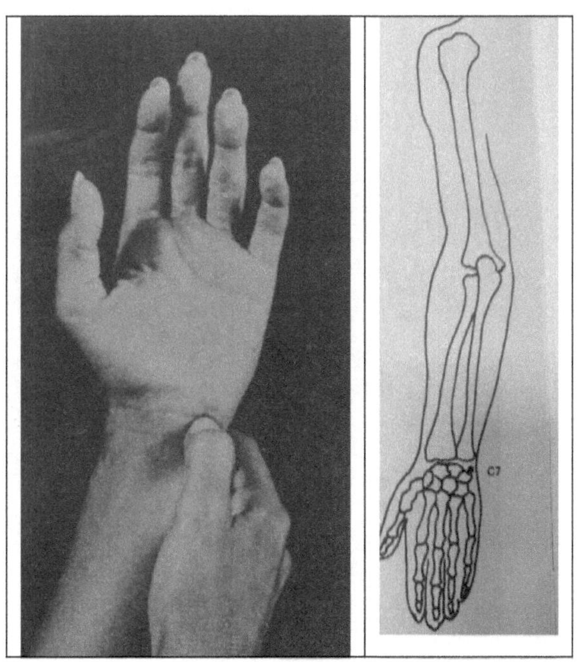

# Nevralgia

Ponto: B60 ou B62

Técnica: Pressão contínua com a unha do polegar (Sedação)

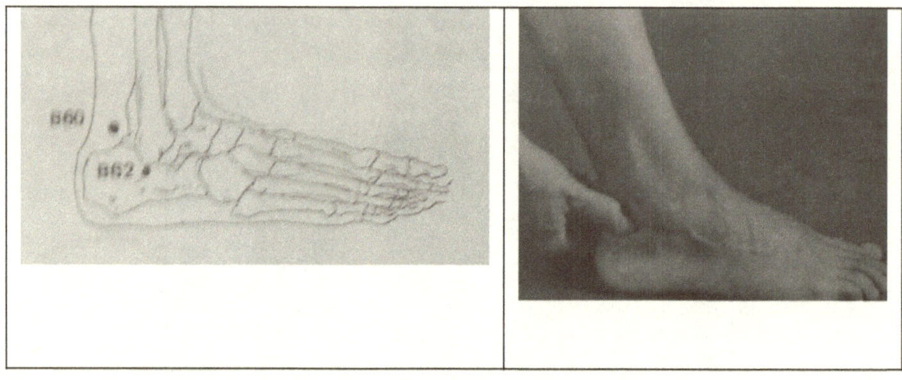

# Nevralgia Facial

Ponto: E3,E6, E7 e SN26

Técnica: Pressão contínua com a unha do polegar (Sedação)

NOTA: não usar esses pontos quando houver hipersensibilidade local.

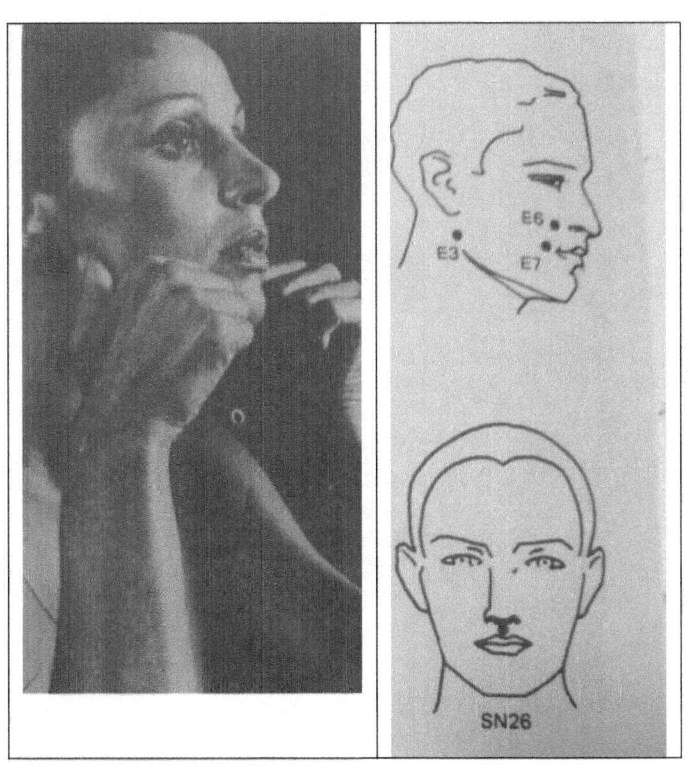

# Otite (infecção no ouvido)

Ponto: ID19

Técnica: Pressão contínua com a ponta do dedo médio ou polegar (Sedação)

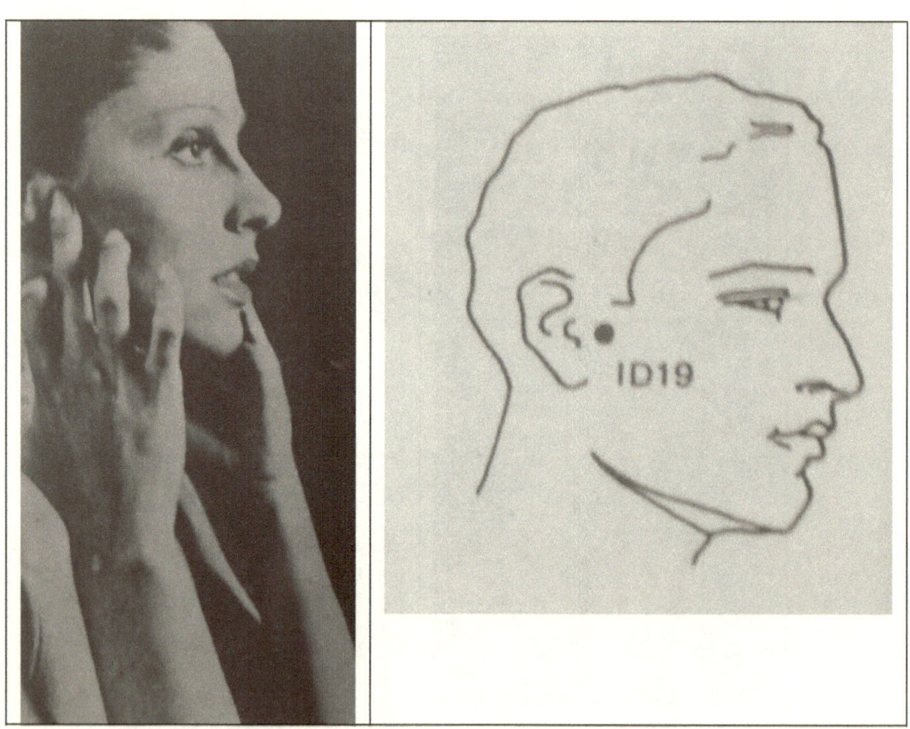

# Ovário

Ponto: R11 e BP6

Técnica: Pressão contínua com a polpa do polegar (Sedação)

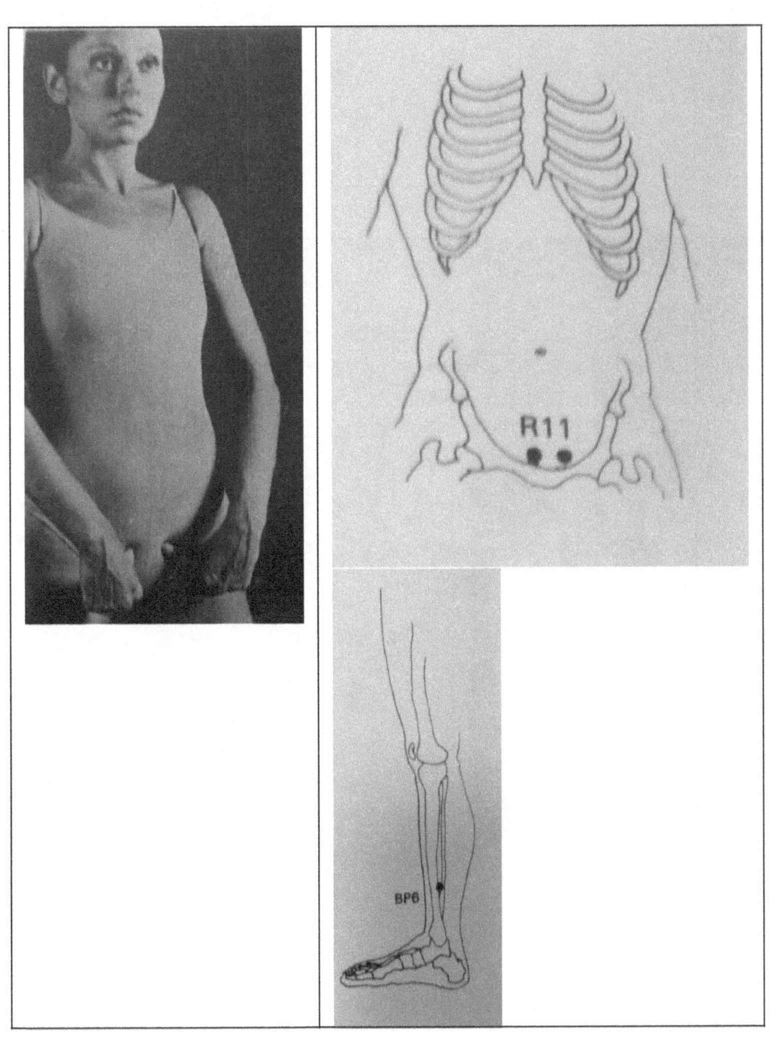

# Perspiração excessiva (suor)

Ponto: No centro da palma da mão (ponto extra, fora dos meridianos)

Técnica: Pressão contínua com a polpa do polegar (Sedação)

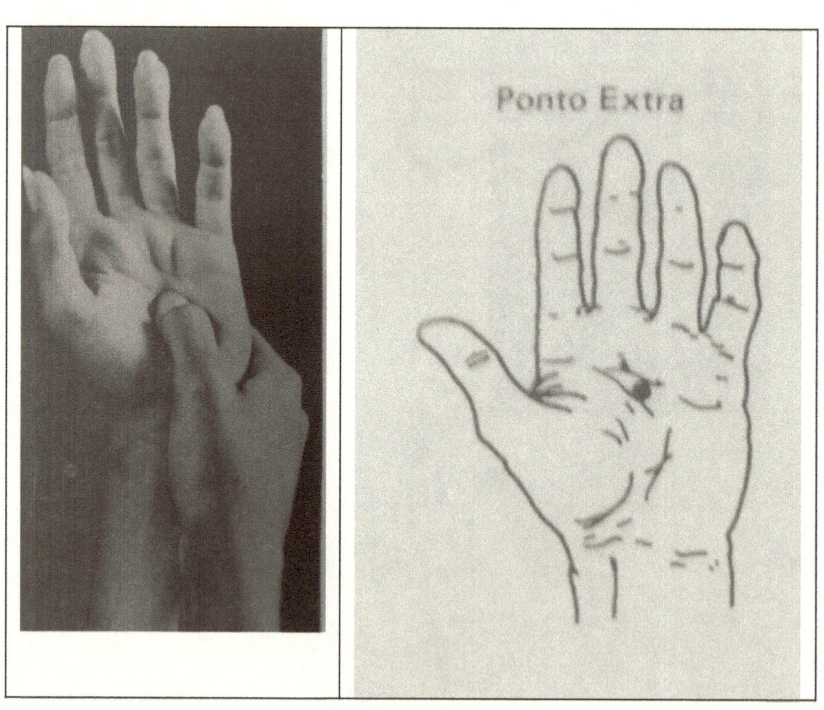

# Pressão alta

Ponto: E9

Técnica: Pressão contínua com a polpa do polegar e o dedo médio (Sedação) NOTA: não exercer pressão muito forte

**Também indicado** R1- pressão contínua com a unha do polegar. (sedação) C7- pressão contínua com a unha do polegar. (Sedação)

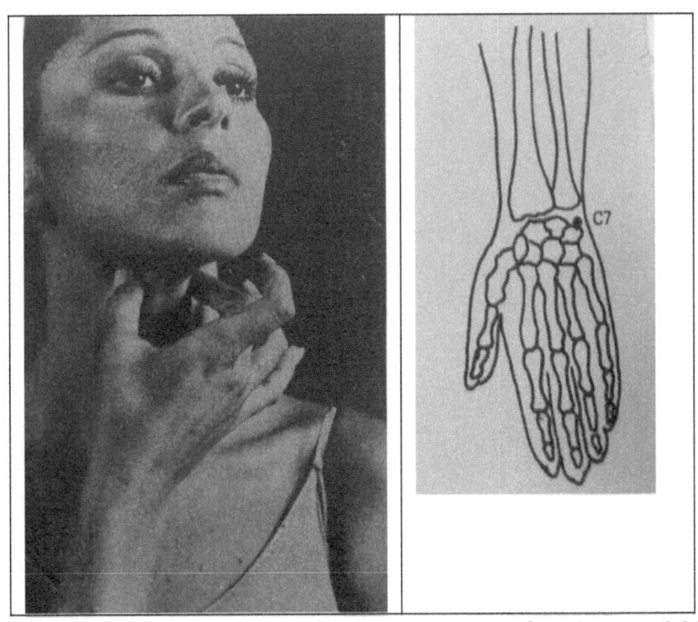

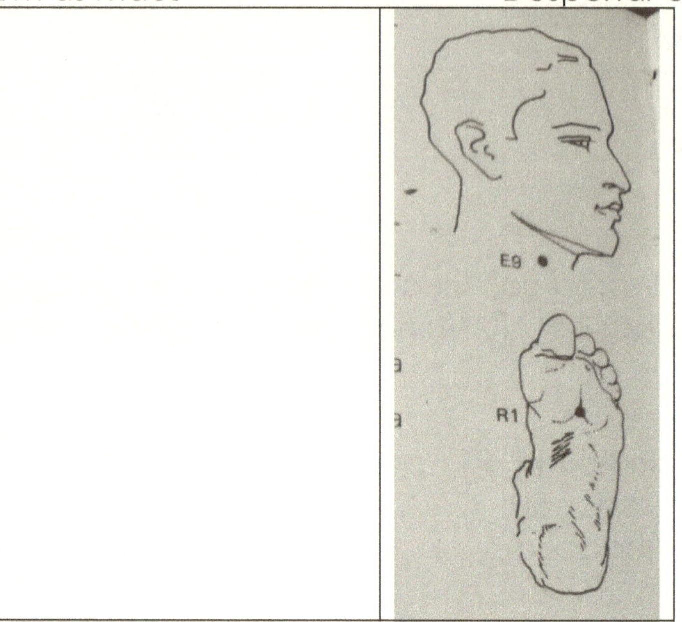


## Pressão baixa

Ponto: C1

Técnica: Pressão Repetida com a polpa do polegar e o dedo médio (tonificação)

**Também indicado** C7- pressão repetida com a polpa do polegar. (tonificação)

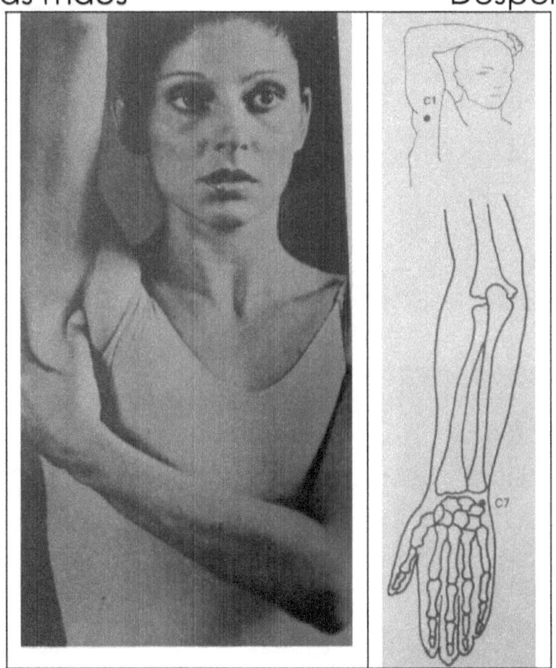

# Prisão de Ventre

Ponto: IG2

Técnica: Pressão repetida com a polpa do polegar (Sedação)

**Também indicado** IG4- pressão contínua com a polpa do polegar. (Sedação)

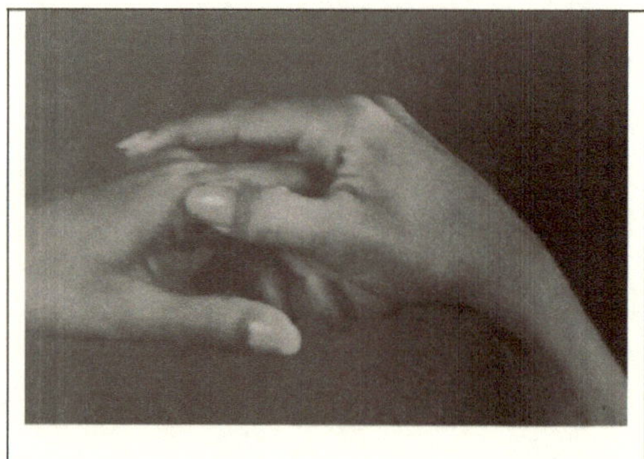
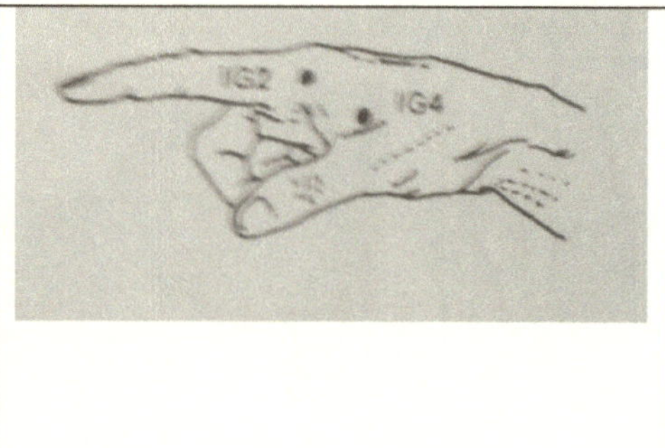

# Problemas respiratórios

Ponto: P1

Técnica: Pressão repetida com a polpa do polegar (Tonificação)

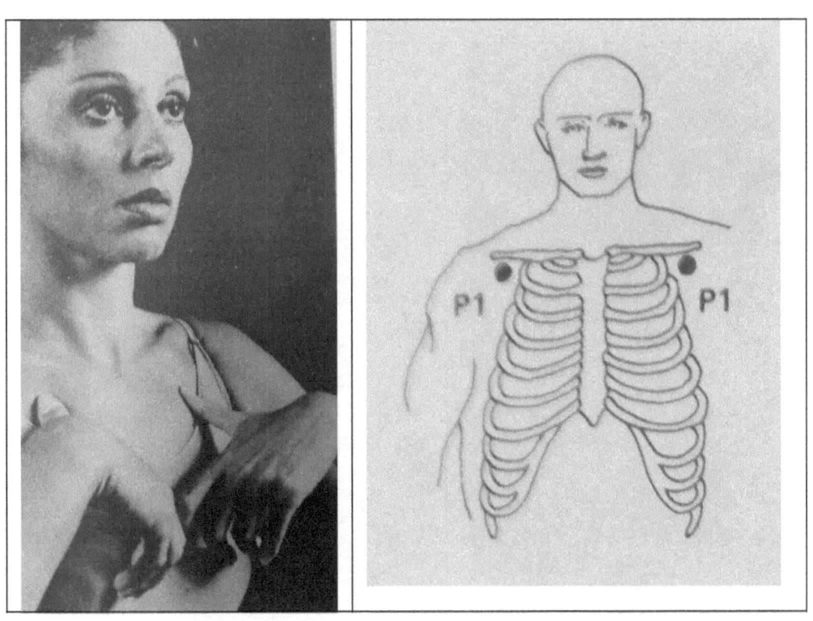

# Método 2

Ponto: VB23

Técnica: Pressão repetida com a polpa do polegar (Tonificação)

**Também indicado** VC22- pressão repetida com a ponta do dedo médio. (tonificação)VC17- pressão repetida com a polpa do polegar. (Tonificação)

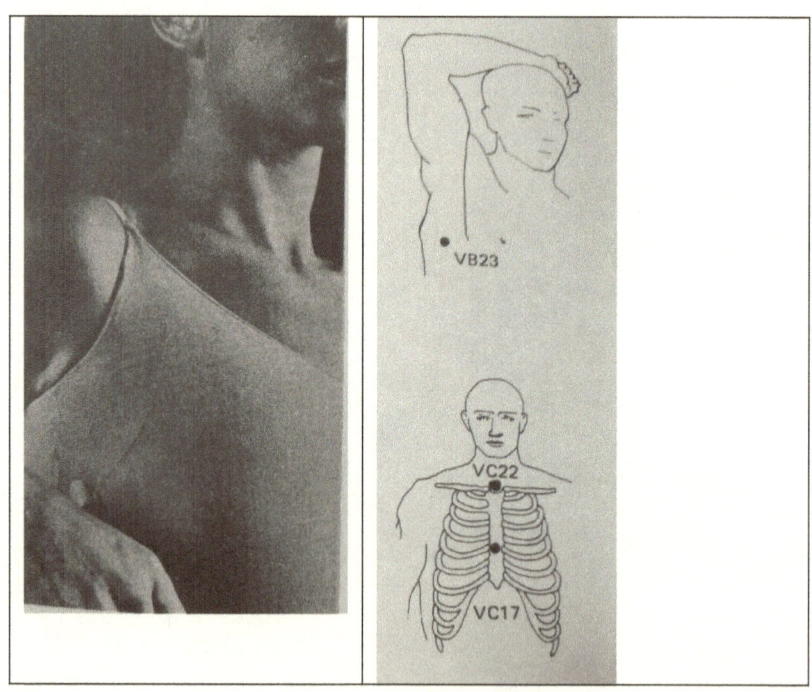

Resfriado

# No inicio

Ponto: P11

Técnica: Pressão Contínua com a unha do polegar (Sedação)

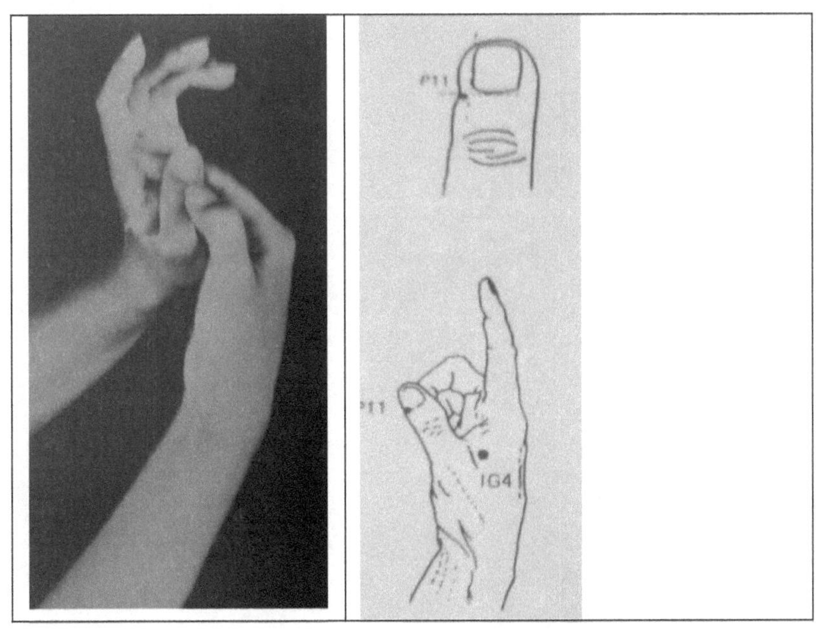

Ponto: VC22

Técnica: Com o dedo médio, pressionar profundamente e depois massagear para baixo (Sedação)

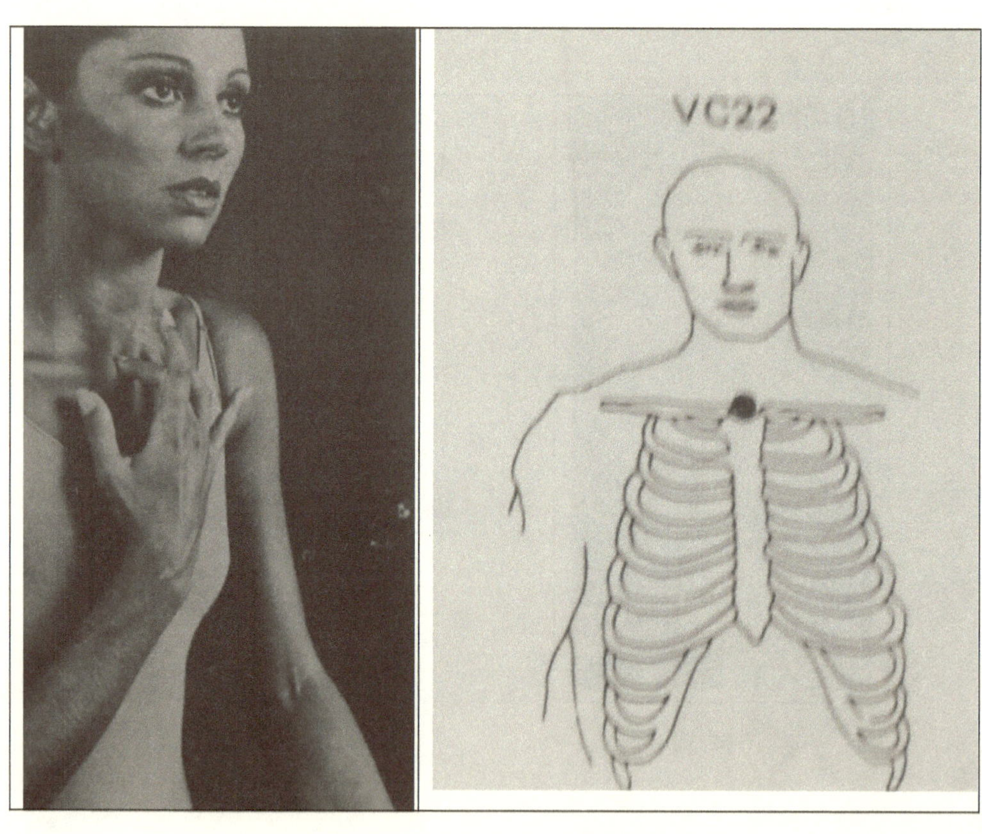

## Com Febre

Ponto: IG11

Técnica: Pressão contínua com a polpa do polegar (Sedação)

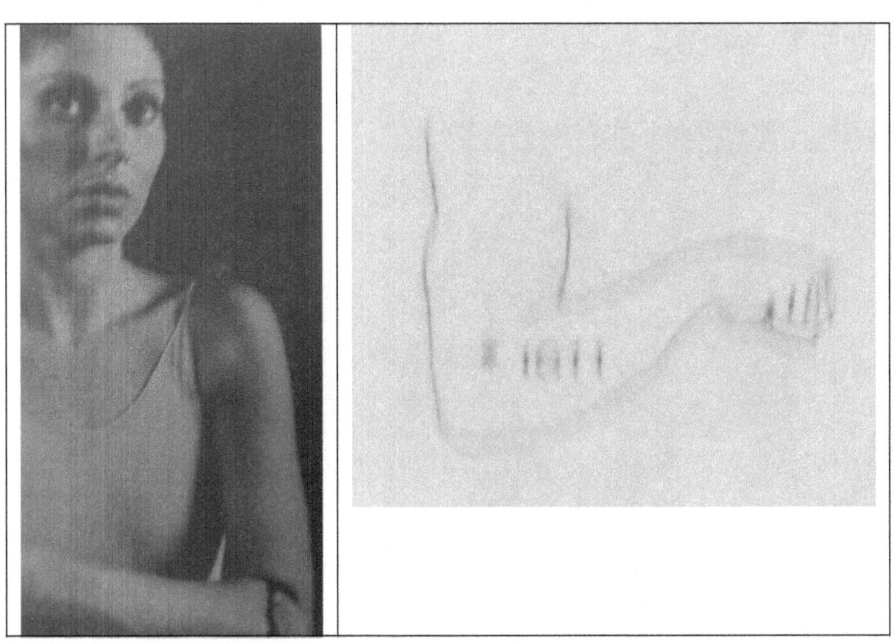

# Para aumentar a temperatura do corpo

Ponto: TA15

Técnica: Pressão repetida com a ponta do dedo médio (Tonificação)

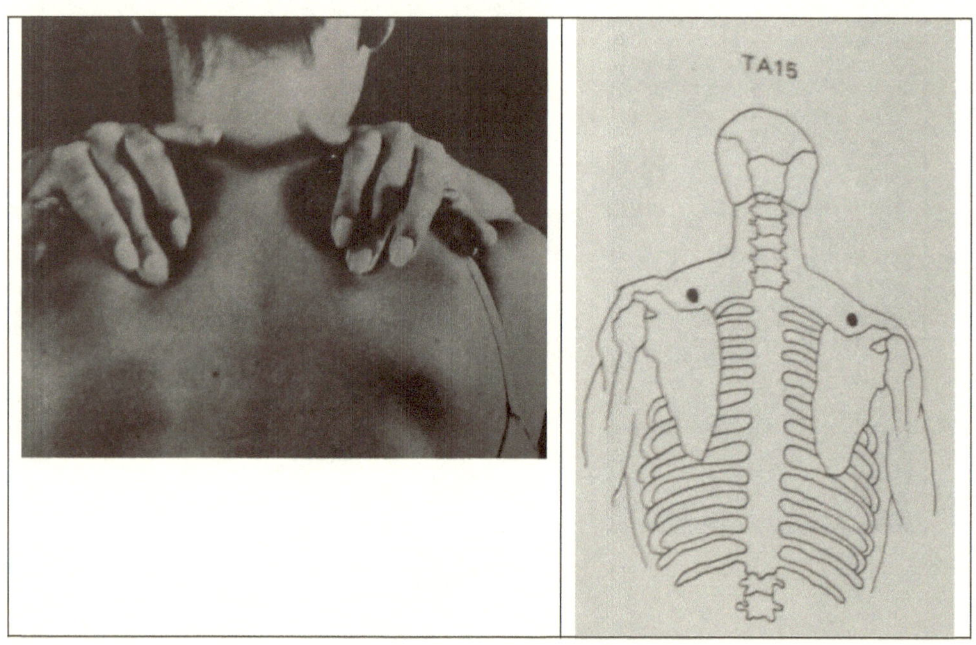

# Para aliviar a dor

Ponto: B65

Técnica: Pressão contínua com a unha do polegar (Sedação)

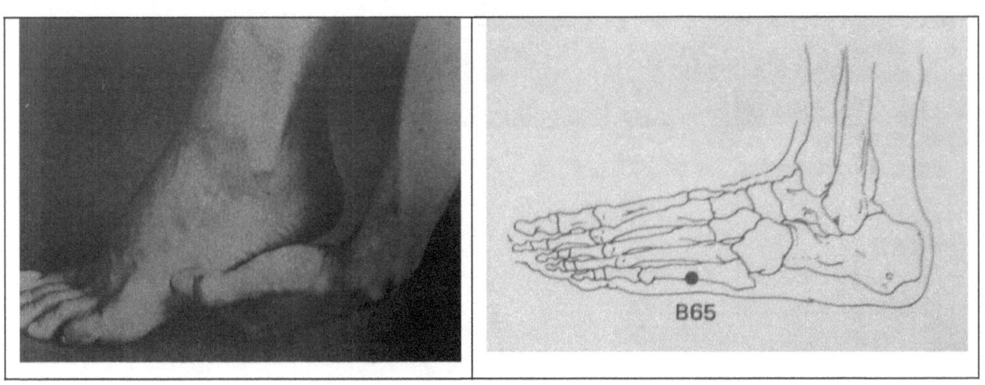

## Ressaca

Ponto: E45

Técnica: Pressão contínua com a unha do polegar (Sedação)

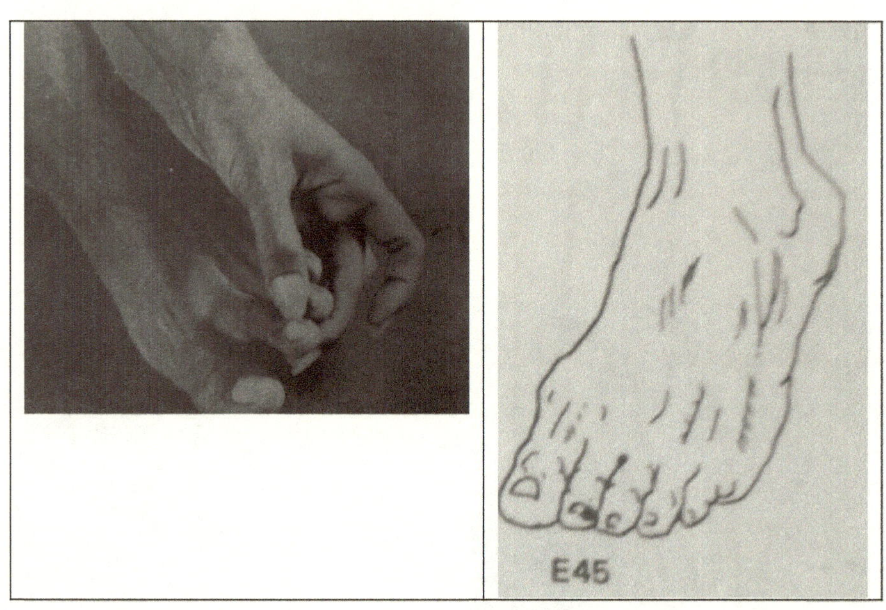

Rins

# Distúrbios

Ponto: BP6

Técnica: Pressão contínua com a polpa do polegar (Sedação)

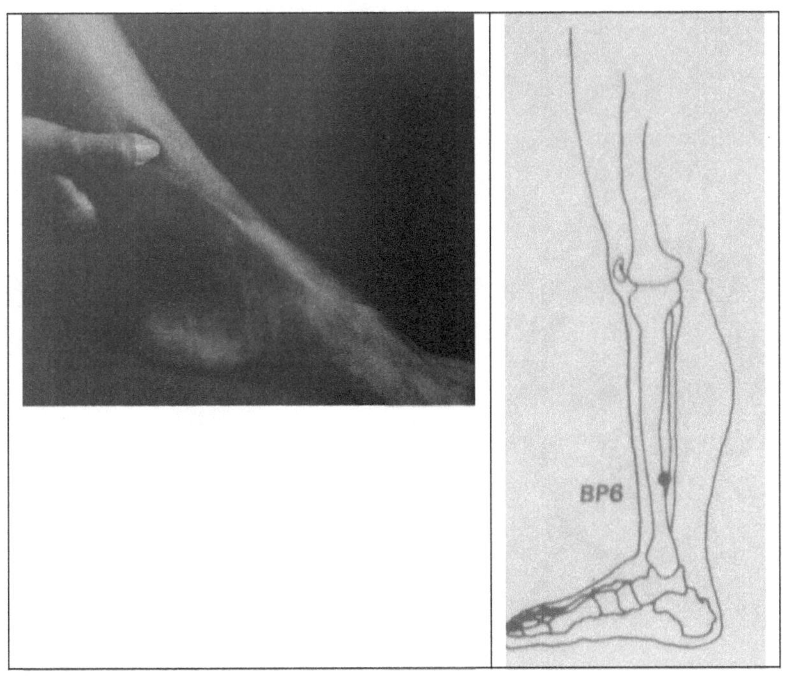

# Sincope (desmaio)

Ponto: SN26

Técnica: Pressão repetida com a ponta do dedo médio (Tonificação)

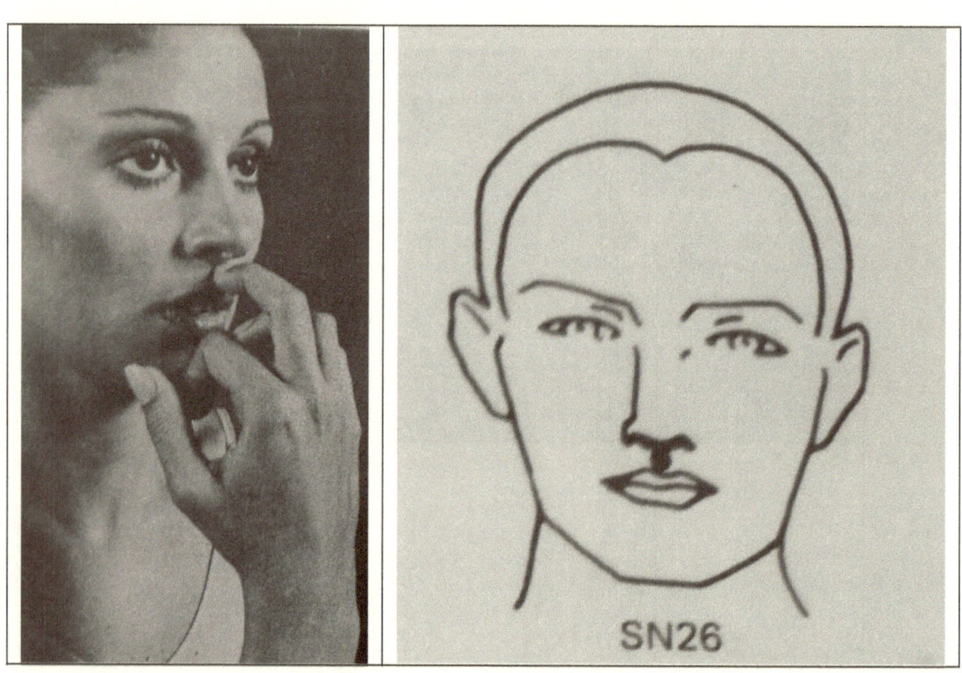

## Sinusite

Ponto: IG20

Técnica: Pressão contínua com a polpa do dedo médio (sedação)

**Também indicado** IG4- pressão contínua com a polpa do polegar. (sedação)

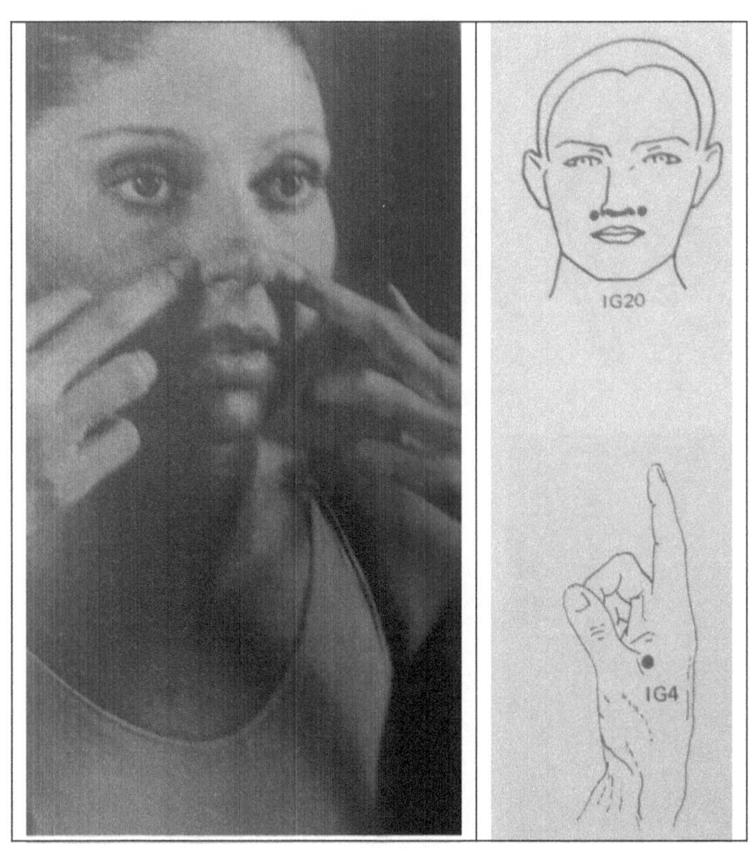

Soluço

Ponto: No lado dorsal da junta falange do dedo médio
(ponto extra, fora dos meridianos)

Técnica: Pressão contínua com a unha do polegar (sedação)

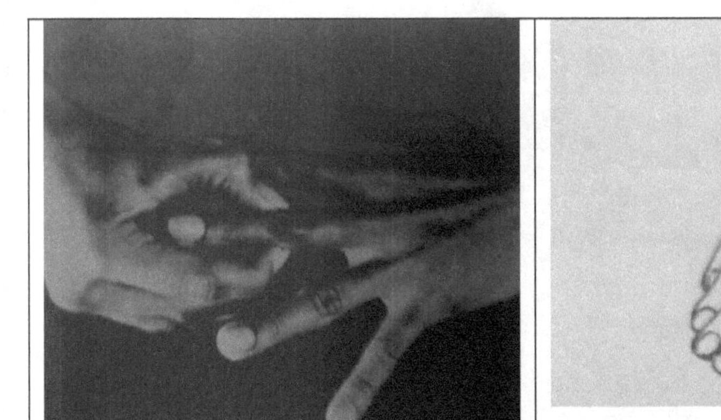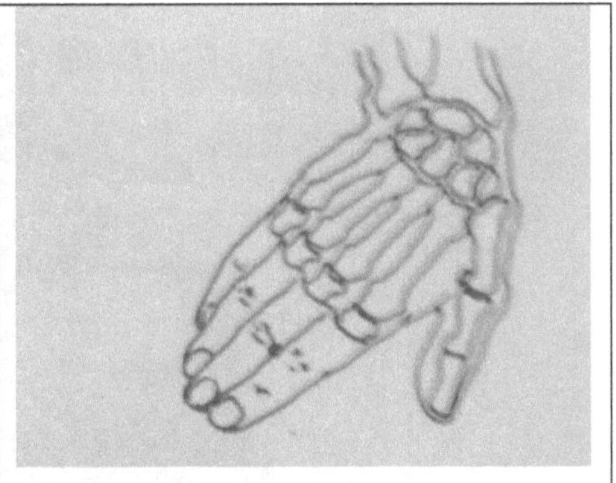

## Tonteira

Ponto: Entre as sobrancelhas (ponto extra, fora dos meridianos)

Técnica: Beliscar repetidamente com o polegar e o dedo médio (Tonificação)

**Também indicado** F3- pressão repetida com a ponta do polegar. (Tonificação)

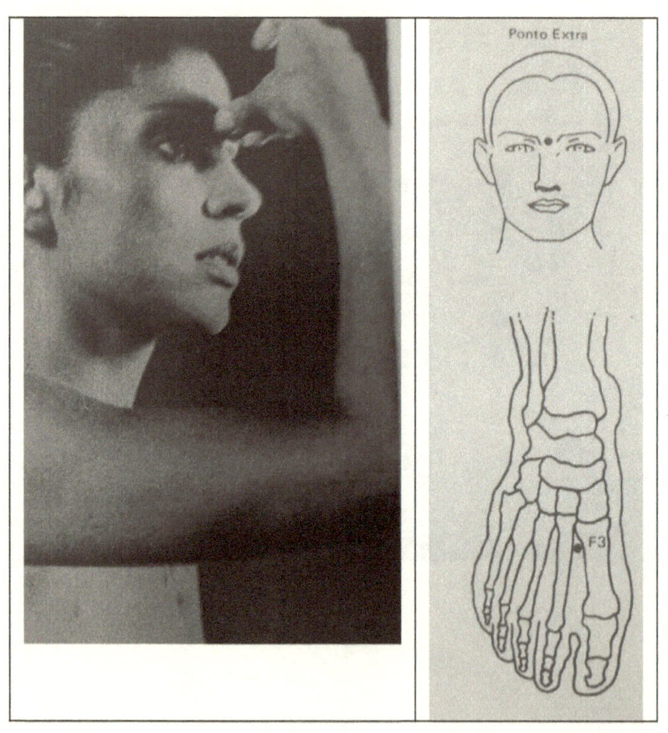

## Vertigem

Ponto: CS6

Técnica: Pressão contínua com a polpa do polegar. (Sedação)

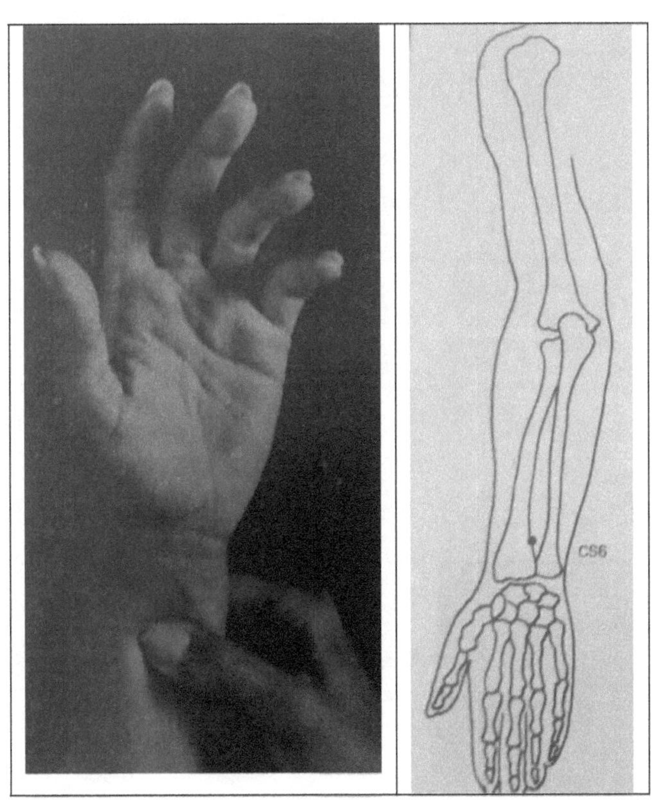

*Mantenham a união*

*De nada adianta fazer uma oração 1000 vezes no automático se você não procurar sentir e criar a conexão*

*Tal campo vibracional só atua na 5ª dimensão com intensidades diferenciadas*

*O sentir faz a chave girar e abrir a porta.*

*Esqueça a religião estamos falando de um campo vibrato*

*E essa energia vai se manifestar em qualquer religião em qualquer lugar, pois ela está dentro de você*

*Não procure o guru que tenha a quantidade, mas o que tem a profundidade para seu crescimento.*

*Você nasce para a eternidade, nasça novamente*

*Aceite*

# O que um curador precisa saber?

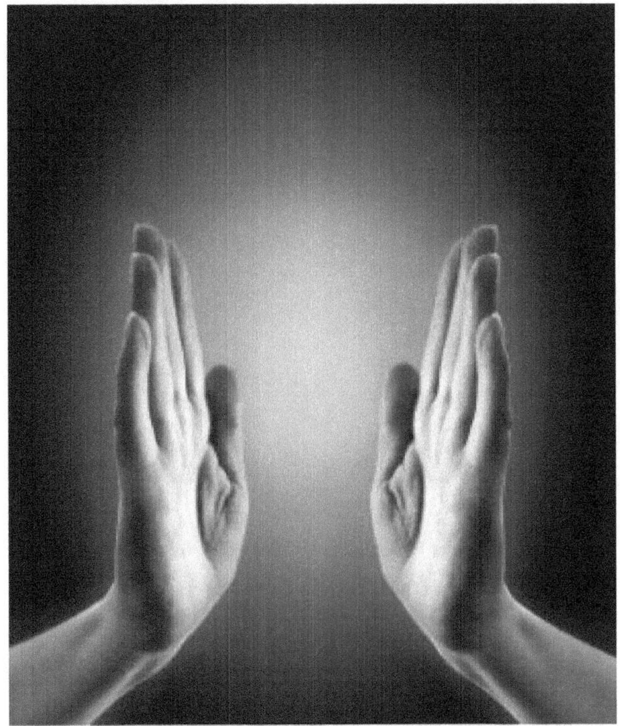

O principal para quem quer curar o outro é o desejo de ajudar o paciente a enfrentar a doença, se não houver desejo é melhor não começar. É preciso ter em mente que o próprio corpo do enfermo luta contra a doença, e o curador só o ajuda.

A recuperação pode ser significativamente acelerada com a ajuda da consciência do paciente.

## O que é preciso tratar com as mãos?

Para desenvolver a habilidade de cura, faça os seguintes exercícios.

1. Role a energia entre as palmas, de vez em quando dê um tapa na energia nas palmas (junte e separe as palmas abruptamente, sem contato físico).

2. Passe a palma de uma mão sobre a superfície da outra, do ombro à palma e nas costas. Nesse caso, a palma da mão líder conduz a energia quente para dentro do escravo; de vez em quando, a palma da frente é puxada para trás da palma da mão impulsionada, extraindo a energia do corpo com a mão impulsionada através da palma da mão impulsionada (você não precisa de muito, o fato em si é importante ) Então eles mudam de mãos.

3. Quando o item 2 foi elaborado com perfeição, eles o executam sem uma mão dirigente - movendo a energia pela força de vontade e concentração da atenção.

## Como desenvolver a sensibilidade das mãos?

A sensibilidade das mãos é uma habilidade necessária no trabalho de cura. As principais áreas de trabalho são o centro das palmas das mãos e as pontas dos dedos.

Para desenvolver sensibilidade[1], você precisa:

- aprender a distinguir entre diferentes materiais (para começar - metal, pedra, madeira);
- aprenda a distinguir entre diferentes órgãos com as palmas das mãos. É importante lembrar as sensações nas mãos de órgãos saudáveis.

## Tratamento de mãos. Um método comprovado

Para tratar um órgão doente, deve-se sentir a energia doente com a palma da mão, formar um caroço com os dedos e puxá-lo para fora. Depois disso, um pedaço de energia doente deve ser sacudido e jogado no chão (é importante que essa energia não caia sobre ninguém). A energia doentia não pode ser tomada sobre você! Em seguida, você precisa preencher o buraco do caroço com a energia de suas mãos.

Este método funciona bem para curar danos de ataques de energia.

## Como curar com energia. Método número 2

Para restaurar a saúde de uma pessoa doente, você também pode dirigir a energia com as palmas das mãos para cima e para baixo ao longo do corpo, como se massageasse a superfície do corpo com ela. Se você estabelecer uma conexão entre as palmas, essa conexão, como um holofote, brilhará por todo o corpo, proporcionando uma massagem volumosa.

Porém, é impossível trabalhar sobre a cabeça assim (a cabeça dói, essa energia é pesada para ela).

## 3 métodos de tratamento com as mãos

Este método equilibra a energia e bombeia o corpo com energia. É necessário liberar raios dos dedos que, por assim dizer, quando as mãos se movem, cortam o campo de energia humano. Este método fornece uma dissecção de áreas estagnadas.

## Como aumentar a pressão?

Para aumentar a pressão, você precisa massagear o peito, girando a mão no sentido horário.

## Como baixar a pressão arterial?

Para aliviar a pressão, você precisa massagear o peito, girando a mão no sentido anti-horário.


Diz-se que os pensamentos mudam a realidade. Está provado experimentalmente que este não é o caso! Como realmente influenciar a realidade?

Você vai aprender:

- Como controlar pensamentos?
- Como influenciar a realidade usando sub-percepções?
- Como consolidar o resultado recebido?

## Acontece que não são os pensamentos que mudam a realidade!


Mas pensamentos e pensamentos são apenas o resultado. O resultado de nossos sentimentos mais profundos. Como controlar pensamentos? Você precisa aprender como influenciar seus sentimentos! Como influenciar a realidade? Você precisa aprender como influenciar seus sentimentos!

## O que são sensações?

Essas sensações que "ficam" na superfície, como os pensamentos, podem estar erradas. Quem busca desenvolver a intuição precisa aprender a captar em si precisamente essas sensações profundas - as sensações.

## Como detectar sublimações?

Encontrar esses sentimentos profundos pode ser bastante difícil, você precisa ouvir o verdadeiro sentimento que causa qualquer um dos nossos desejos ou objetivos.

Por exemplo, você está saindo de férias e sente uma emoção agradável. Mas se você olhar mais fundo dentro de si mesmo, poderá sentir exatamente como a viagem será - sentir algumas dificuldades ou, ao contrário, alguns eventos alegres. Essa é a sensação!

## Como influenciar a realidade usando sub-percepções?

Ao influenciar nossos sentimentos - fortalecendo-os ou mudando-os, podemos atrair o que queremos para nossa vida. É assim que você pode influenciar a realidade. Os sentimentos são mais fortes em ação do que nossos sentidos normais!

## Como trabalhar os sentimentos?

1. Primeiro, você precisa se concentrar na área do corpo onde eles surgem. Eu tenho esse triângulo logo acima do chakra *Manipura*, o lugar para onde convergem as costelas.

2. Então, por um esforço de vontade, você precisa influenciar esse sentimento - se você se concentrar totalmente nele, você pode aumentar suas vibrações (se o sentimento for favorável) ou mudá-las (se o sentimento causar pensamentos e sentimentos desagradáveis).

Por meio desse princípio, você pode aprender a atrair quaisquer eventos desejados para a vida.

Sim, esse tipo de trabalho é mais adequado para transformadores. Esta é uma categoria especial de pessoas cuja vibração lhes permite controlar a realidade circundante precisamente com a ajuda de sensações (você pode aprender mais sobre seu tipo de vibração e a principal ferramenta com a qual você pode influenciar o mundo ao seu redor a partir de seus diagnósticos pessoais> >>

No entanto, trabalhar com os sentimentos é um mecanismo que pode ser utilizado por quase todas as pessoas, pois são as percepções que formam os sentimentos, pensamentos e pensamentos. O controle do pensamento é possível se você trabalhar com seus sentimentos mais profundos.

## Com que rapidez o desejo se torna realidade?

E aqui está a parte divertida! O que determina a rapidez com que o resultado virá é difícil dizer com 100% de certeza.

Exemplo com um ouriço)

"Um amigo decidiu fazer uma experiência - ele queria ver um ouriço. Sim, um ouriço. Agindo de acordo com suas sensações mais profundas com esforços internos, ele tentou atrair o que queria. Mas nada aconteceu.

Descobriu-se com mais precisão, mas depois de 1,2 anos. Depois de tanto tempo, ele viu um ouriço no parque. Mas aqui está o que é interessante! Agora, os ouriços aparecem em sua vida uma vez a cada duas semanas! "

## Talvez você também tenha percebido que conseguiu o que queria quando não era mais necessário?

Às vezes, trabalhar com sub-sentimentos, ao contrário, dá o resultado literalmente em algumas horas. Esse mecanismo ainda não foi explorado.

## Como consolidar o resultado recebido?

Esta é outra questão importante que surgiu naturalmente do exemplo do ouriço. Os ouriços começaram a aparecer regularmente na vida de um amigo, embora ele já houvesse parado de pensar nisso.

## Talvez você tenha tido algo semelhante?

Mas quando alcançamos algo significativo para nós, por exemplo, um resultado em qualquer prática, o efeito nem sempre dura muito. Depois de interromper as aulas, até mesmo praticantes experientes notam depois de uma ou duas semanas que tudo está voltando ao normal.

Isso se aplica a tudo - treinar intuição, desenvolver a capacidade de influenciar os outros, imersão em estados de transe, trabalhar nos relacionamentos, dinheiro, etc.

Como ser? Afinal, é impossível trabalhar constantemente em todos os aspectos da vida? Às vezes, os assuntos atuais são tão envolventes que simplesmente não sobra tempo para as aulas!

## O que separa um praticante experiente de um inexperiente?

Um praticante inexperiente estuda, se esforça, mas depois de um tempo abandona a prática e nunca mais volta a ela.

Um praticante experiente, ao contrário, dá um descanso a si mesmo, mas de vez em quando ele elabora certos aspectos, mantendo sua habilidade.

Há uma terceira categoria, mas esses são verdadeiros mestres, pessoas que não praticam intencionalmente e regularmente, mas praticam, por assim dizer, vivem em seu sangue, a própria vida os obriga a melhorar suas habilidades continuamente.

A tarefa de quem se dedica ao autodesenvolvimento é tornar-se um praticante experiente, portanto, se o resultado em alguma área diminuiu, vale a pena relaxar e descansar o quanto for necessário, para voltar às aulas com renovado vigor e manter seu resultado.

# Um segredinho para qualquer técnica de realização de desejos!

Ao aplicar este segredo junto com várias técnicas de realização de desejos, você aumentará muito suas chances de realizar as coisas!

Neste artigo, você encontrará um segredo surpreendentemente simples, mas muito eficaz, que aprimorará qualquer técnica para realizar desejos.

# Por que "respirar vida"?

A expressão "dê vida a algo" não é apenas figurativa e poética. Poucas pessoas pensam no fato de que também tem um significado literal: para reviver algo intangível - uma imagem, uma imagem mental, um desejo escrito no papel, você realmente precisa tomar e literalmente dar vida a isso com sua respiração[1].

Este método ajudará a aprimorar significativamente qualquer técnica para satisfazer desejos e acelerar a implementação de seus planos.

## Como dar vida ao desejo?

Respirar vida em desejo é bastante fácil. É necessário puxar mais ar para o peito e, então, lenta e suavemente, com uma aspiração silenciosa "xhaaaaa" na expiração, liberar a energia que dará um impulso à realização do seu desejo.

Não passará muito tempo e "ganhará vida" - aos poucos começará a se manifestar em sua vida.

Primeiro, um sinal aparecerá, uma pista que você precisará usar.

Não se preocupe se você não perceber o sinal - seu coração dirá a sua chegada. Quando você sentir: "É isso!", Você precisará agir e agir imediatamente. O universo não gosta de lentidão.

Não se esqueça de que uma pessoa é o ferreiro de sua própria felicidade e ninguém satisfará o que você deseja. Escolha as técnicas de realização de desejos mais adequadas para você, dê vida a seus desejos e atos. Então seu desejo definitivamente se tornará realidade!

**O que você deve fazer na vida?**

Você está seguindo o propósito de sua vida e recebendo **presentes** do destino,

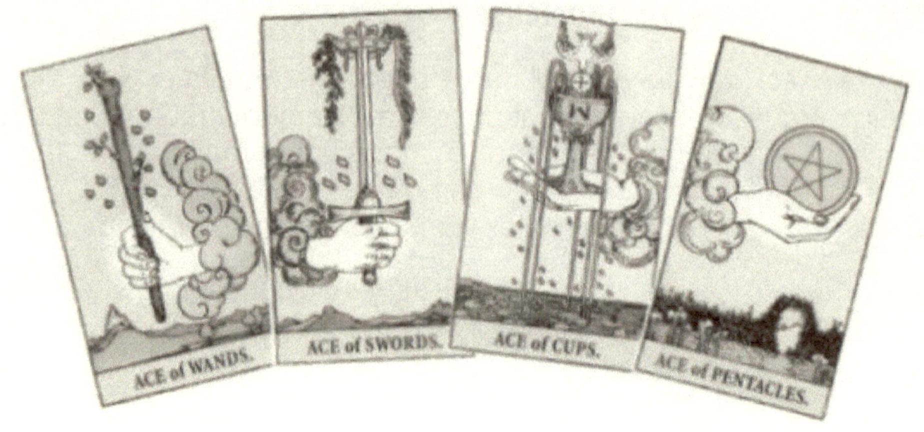


ou está seguindo o caminho da tentativa e erro? Descubra mais sobre seu dom inato, superpoderes inerentes e as áreas de atividade que irão enriquecê-lo no menor tempo possível

# Diagnóstico de doenças sentindo em seus próprios órgãos!

O diagnóstico de doenças pode ser realizado não apenas por fotografia. Este é um método muito preciso, porém requer uma certa habilidade do curador.

O diagnóstico de doenças de acordo com os sentimentos em seus próprios órgãos pode ser perigoso para o curador que não domina suficientemente os métodos de proteção da própria saúde!

## Como as doenças são diagnosticadas por seus próprios sentimentos?

Durante esse trabalho, o curador entra na imagem do sujeito e se identifica com ele primeiro como um todo, e então sente a unidade de seus órgãos e dos órgãos do paciente. O diagnóstico é feito pelas sensações recebidas.

# Diagnóstico de doenças na prática. Como dominar esse método?

Para usar esse método para diagnosticar doenças, o curador precisa primeiro desenvolver sentimentos que acompanham uma determinada doença, para aprender a "sentir a doença".
Para fazer isso, é melhor treinar em pacientes cujas doenças já sejam conhecidas.
O curador deve se lembrar daqueles sentimentos em seus próprios órgãos que surgiram durante o diagnóstico das doenças conhecidas do paciente.

Em seguida, no processo de diagnóstico de doenças de outras pessoas, a experiência de sentir a doença é comparada com as sensações obtidas a partir do diagnóstico.

# O que deve ser feito após o diagnóstico da doença?

Depois de feito o diagnóstico, o curador precisa se imaginar sob uma chuva de energia **dourada** para lavar toda a energia negativa do paciente. É bom usar este método de limpeza após cada sessão de cura.


# Trabalhando com chakras por meio de sons: técnica de execução

Cada chakra tem seu próprio som. A princípio, o som é cantado em voz baixa e, gradativamente, passa para uma mais aguda, tentando encontrar a altura que ressoe com o corpo.
As vibrações emitidas pelo canto despertam o centro de energia correspondente. Para cada chakra, o som pronunciado é individual, por exemplo:
- O primeiro chakra corresponde ao som "O"
- Segundo chakra - "U"
- Terceiro chakra - soe "A"
- O quarto chakra - o som "Ei"
- O quinto chakra é "eu"
- Sexto - "M"

- O sétimo chakra é o som "H" pronunciado no nariz.

Pronuncie os sons da forma mais completa e prolongada possível. Ao mesmo tempo, observe as sensações surgindo em **YAUH** dizendo direto numa única respirada e fazendo de forma inversa

seu corpo. Se sentir vibração, formigamento ou calor na área do chakra que deseja fortalecer, você está fazendo tudo certo.

---

***O Deus que habita em mim*** *saúda o Deus que habita em você NAMASTÊ*

---

# Epidauro

era um dos mais importantes centros de cura entre o século V e IV a.C., ocupando a posição de grande centro espiritual e cultural. Tendo-se em vista que a causa das doenças era mental, o método terapêutico era espiritual, daí a importância da **nooterapia** no tratamento que provocava a higienização e reforma do ser um ano com o um todo. Havia assim uma busca incessante através do

"conhece-te a ti mesmo",
de sorte que o homem despertasse para a realidade de sua essência. Levando-se em conta as inscrições encontradas em esteias no Museu de **Epidauro**, datadas em fins do século IV a.C., as curas realizadas não eram atribuídas a medicamentos, mas sim a **metanóia**,

---

*Metanoia significa a* **ação de mudar de ideia ou pensamento**, *ou seja, deixar de seguir ou acreditar em determinada coisa para vivenciar um novo modo de enxergar a vida, por exemplo.*

---

ao juízo e a intervenção divina. Assim os Sacerdotes de Asclépio, muito mais pensadores profundos do que médicos, promoviam um grande progresso relacionado à psicossomática e à *nooterapia*, partindo, ao que parece, do princípio de que a harmonia e a ordem divina exercem influência decisiva sobre a saúde física e psíquica do ser humano.

Recomendavam aos doentes que "pensassem santamente", estando, por isso, convencidos de que, quando a nossa consciência se mantém em estado de pureza e harmonia, o físico torna-se, necessariamente, são e equilibrado. E o que pode ser visto também em Platão, no Banquete (186 d.), pelas palavras do médico-filósofo *Erixímaco*. A importância dos sonhos dos pacientes, para os Sacerdotes, possivelmente partia daí: a chamada *Enkoímesis*, ação de deitar-se, de dormir, no **Ábaton** (Santuário). O deus vinha visitar os pacientes e as descrições dos sonhos pelos enfermos eram interpretadas pelos Sacerdotes que, em seguida, passavam a receita. Era o que se pode chamar de *mântica* por incubação. C om a experiência adquirida e o decorrer do tempo, as curas por meio de ervas e as cirurgias trouxeram suas contribuições, porém a cura integral era fruto da **metanóia**.

# Magnetismo animal

*Todos temos um pouco de Tolo na jornada da vida*

*Mas o que é o tolo*

*O mais absurdo das bestas o Homem que ter alcançado o fim sem menos ter andado, e o que julga senhor de tudo e todos ao seu redor por conseguir algo, mas esse algo pequeno é nada pelo que o que está por vir*

*O matemático racional que despreza a poesia e o poeta sentimental que despreza o racional, é o ignorante que nega a ciência sem ter estudando-a o artista pintor que nega a teologia a cabala e o mistério oculto por simplesmente não entender sua essência*

*O homem ensina e aprende e por isso pode ser tolo em sua tolice não como o animal em sua franca natureza de apenas existir*

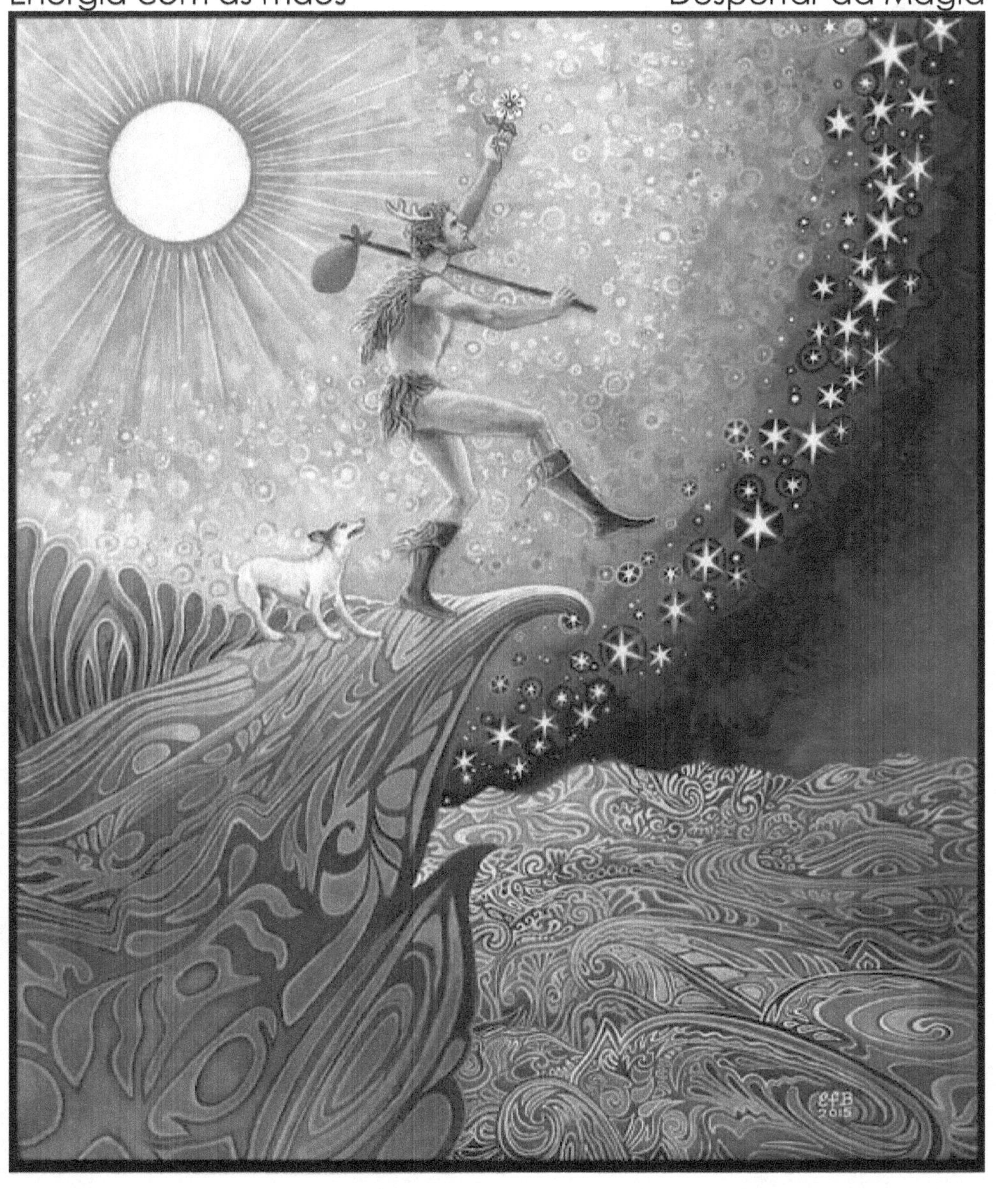

# THE GLANDULAR SYSTEM

## ZONE 1

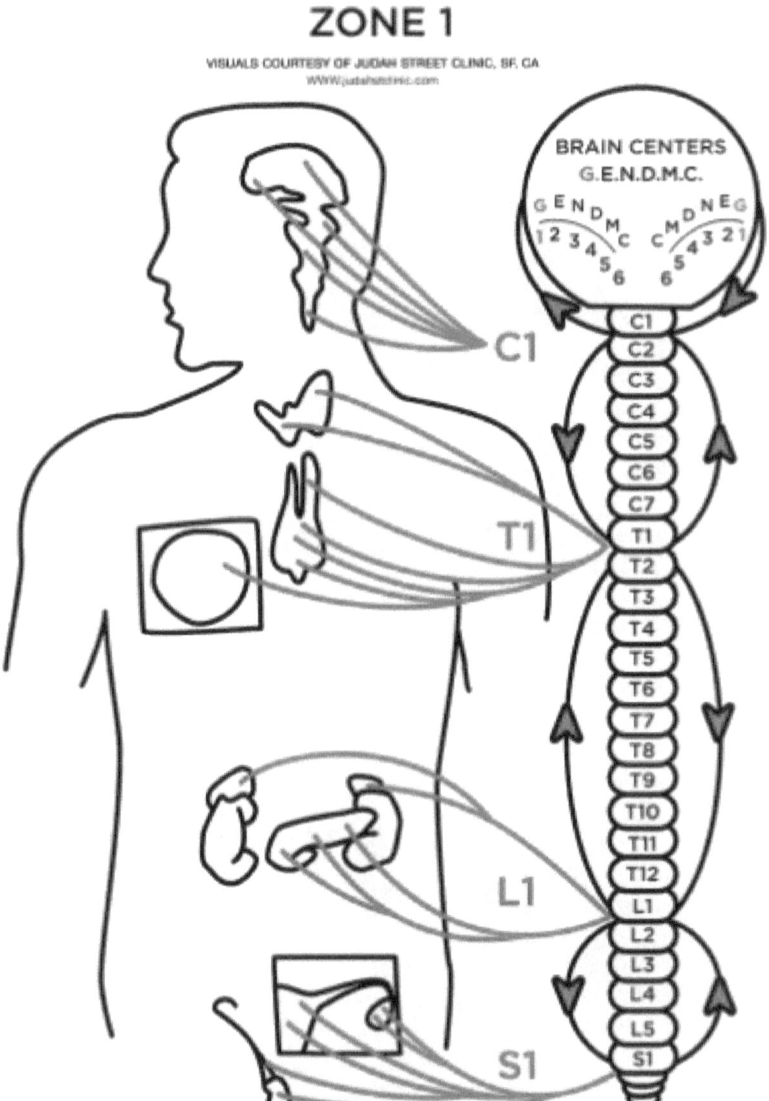

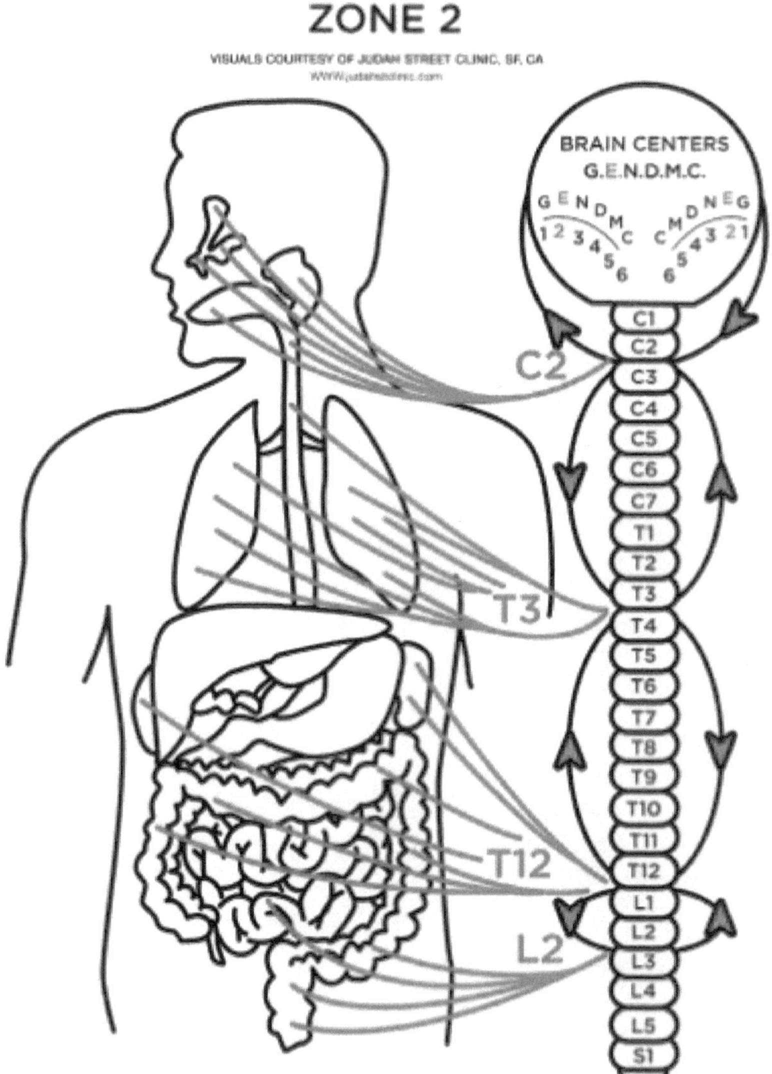
THE ELIMINATIVE ZONE
ZONE 2
VISUALS COURTESY OF JUDAH STREET CLINIC, SF, CA
WWW.judahstclinic.com
BRAIN CENTERS
G.E.N.D.M.C.
G E N D M C
1 2 3 4 5 6
C M D N E G
6 5 4 3 2 1
C2
T3
T12
L2
C1
C2
C3
C4
C5
C6
C7
T1
T2
T3
T4
T5
T6
T7
T8
T9
T10
T11
T12
L1
L2
L3
L4
L5
S1

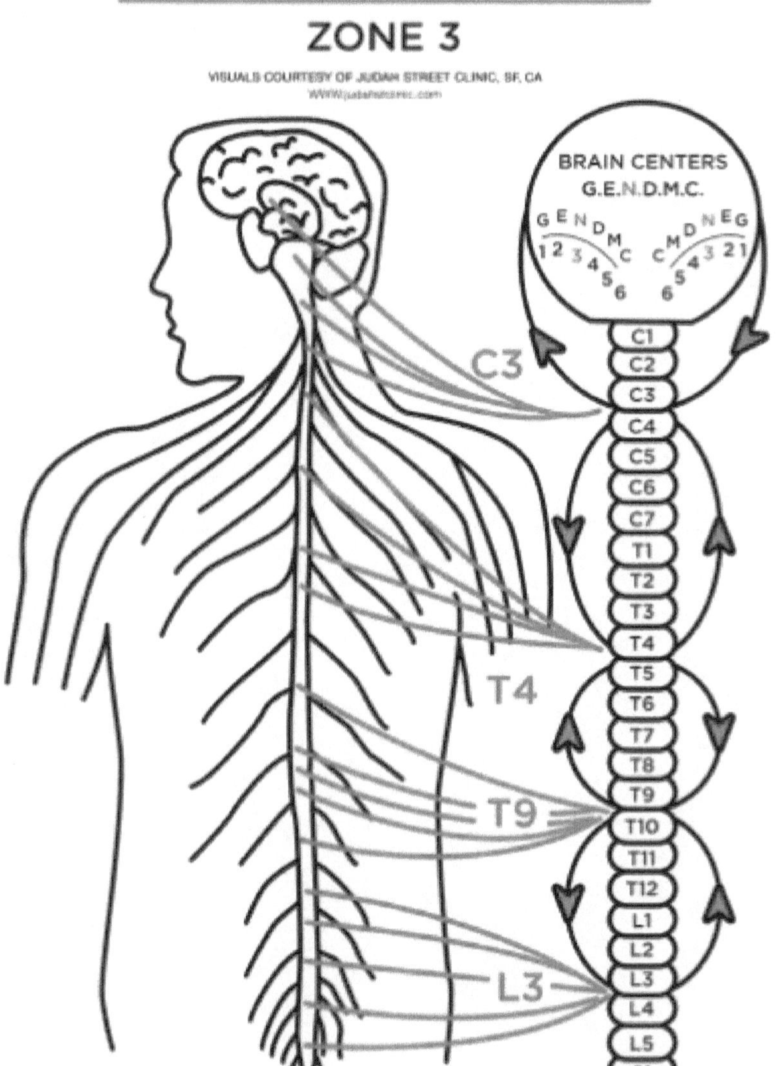

THE NERVOUS SYSTEM
ZONE 3
VISUALS COURTESY OF JUDAH STREET CLINIC, SF, CA
WWW.judahstclinic.com
BRAIN CENTERS
G.E.N.D.M.C.
G E N D M C
1 2 3 4 5 6
C M D N E G
6 5 4 3 2 1
C3
T4
T9
L3
C1
C2
C3
C4
C5
C6
C7
T1
T2
T3
T4
T5
T6
T7
T8
T9
T10
T11
T12
L1
L2
L3
L4
L5
S1

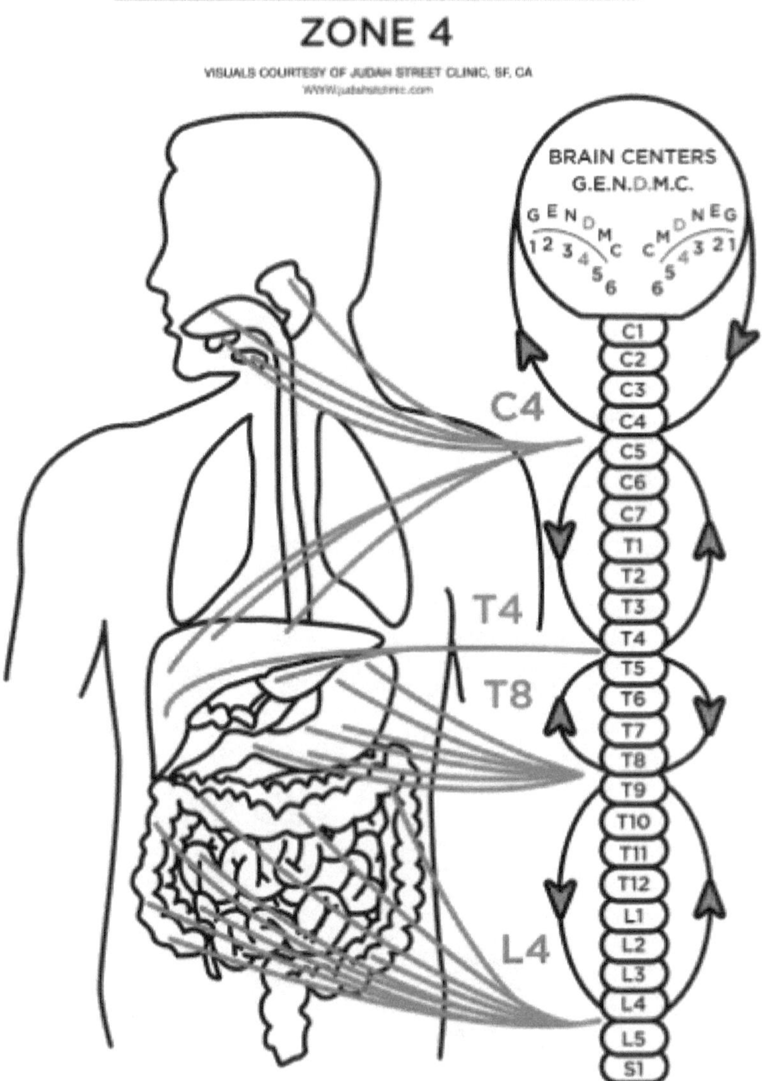
THE DIGESTIVE SYSTEM
ZONE 4
VISUALS COURTESY OF JUDAH STREET CLINIC, SF, CA
WWW.judahstclinic.com
BRAIN CENTERS
G.E.N.D.M.C.
G E N D M C
1 2 3 4 5 6
C M D N E G
6 5 4 3 2 1
C1
C2
C3
C4
C5
C6
C7
T1
T2
T3
T4
T5
T6
T7
T8
T9
T10
T11
T12
L1
L2
L3
L4
L5
S1
C4
T4
T8
L4

# THE MUSCULAR SYSTEM

## ZONE 5

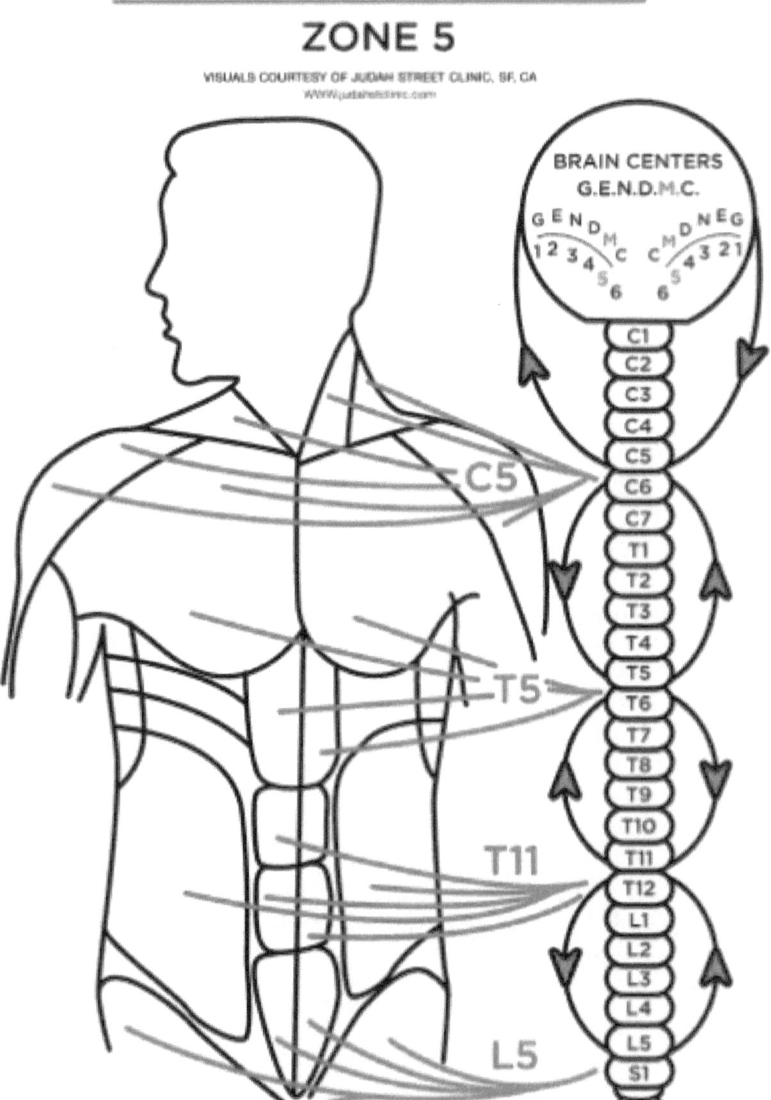

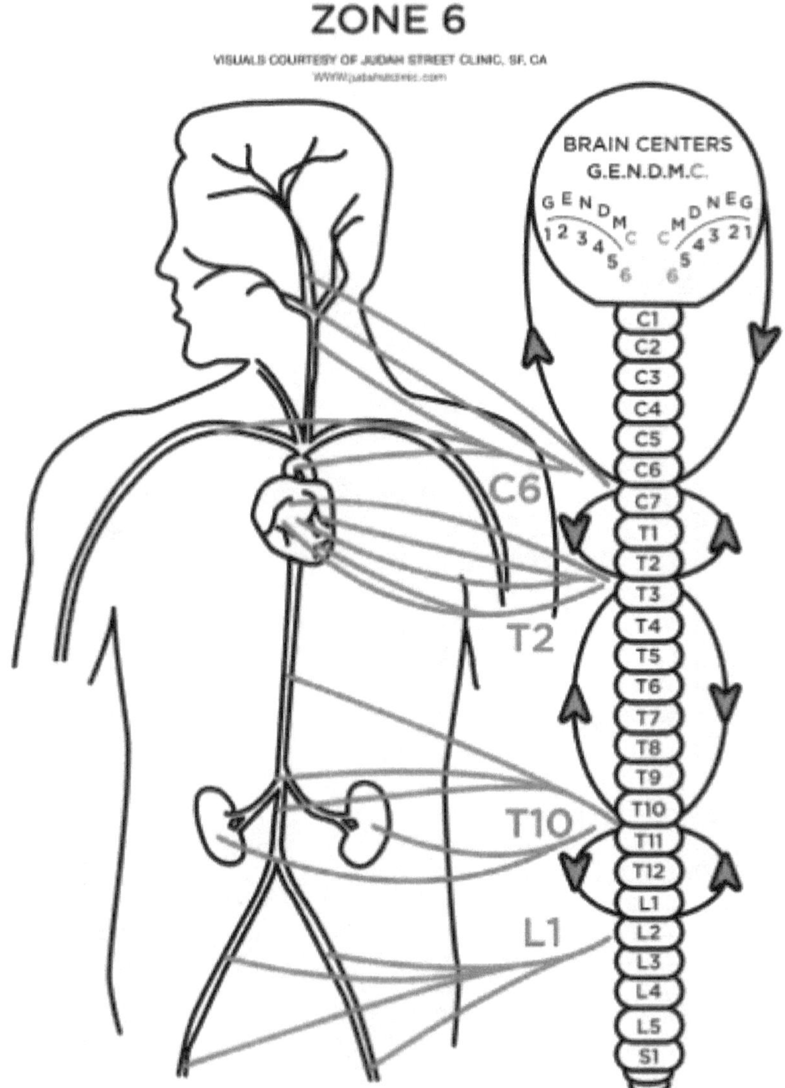
THE CIRCULATORY SYSTEM
ZONE 6
VISUALS COURTESY OF JUDAH STREET CLINIC, SF, CA
WWW.judahstclinic.com
BRAIN CENTERS
G.E.N.D.M.C.
G E N D M C
1 2 3 4 5 6
C M D N E G
6 5 4 3 2 1
C6
T2
T10
L1
C1
C2
C3
C4
C5
C6
C7
T1
T2
T3
T4
T5
T6
T7
T8
T9
T10
T11
T12
L1
L2
L3
L4
L5
S1

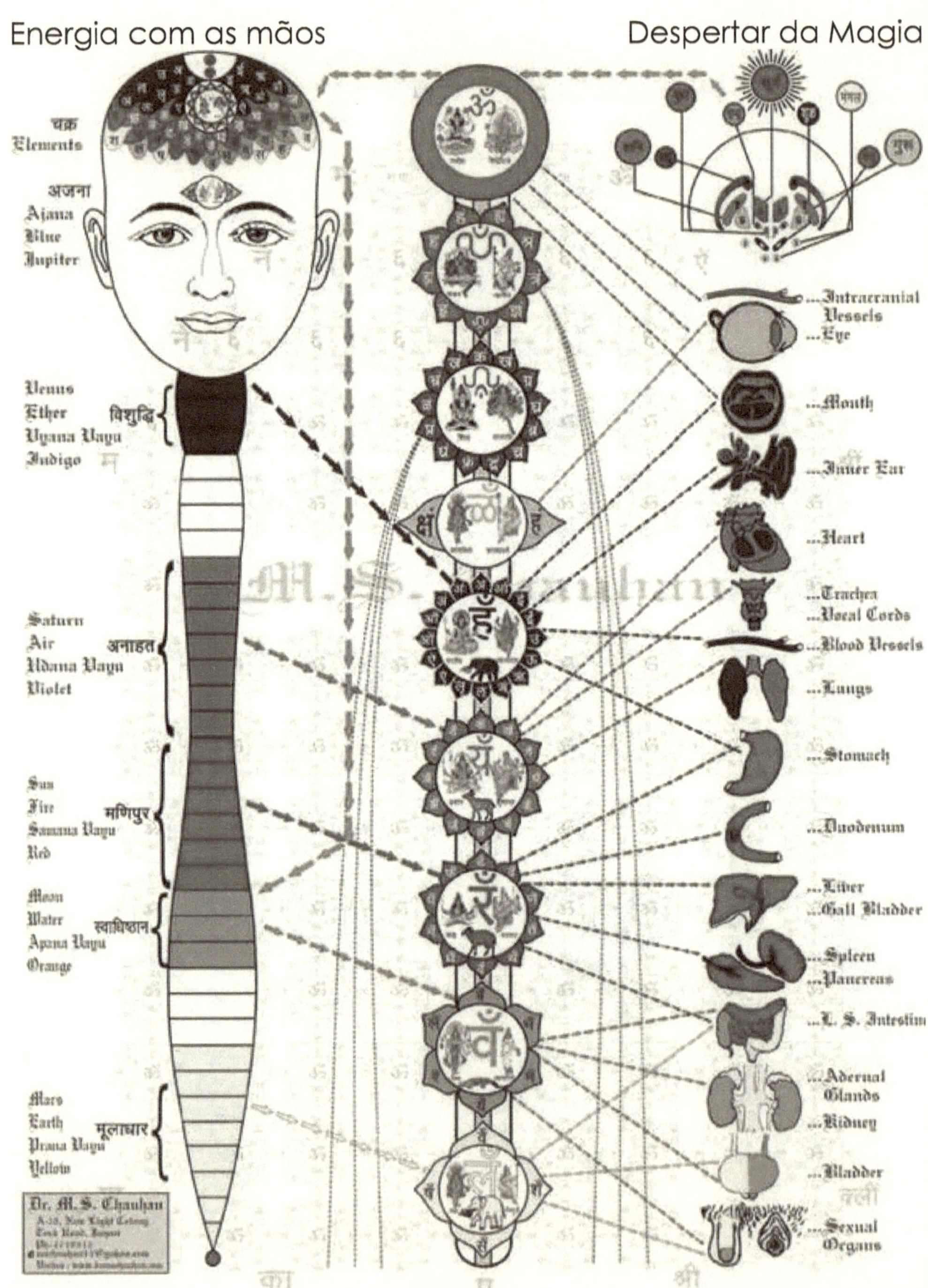
Elements
Ajana
Blue
Jupiter
Venus
Ether
Uyana Vayu
Indigo
Saturn
Air
Udana Vayu
Violet
Sun
Fire
Samana Vayu
Red
Moon
Water
Apana Vayu
Orange
Mars
Earth
Prana Vayu
Yellow
Dr. M.S. Chauhan
...Intracranial Vessels
...Eye
...Mouth
...Inner Ear
...Heart
...Trachea
...Vocal Cords
...Blood Vessels
...Lungs
...Stomach
...Duodenum
...Liver
...Gall Bladder
...Spleen
...Pancreas
...L.S. Intestin
...Adrenal Glands
...Kidney
...Bladder
...Sexual Organs